schlank - fit - gesund

der Normalzustand

AF138737

Jedes mal, wenn Sie etwas essen, tun Sie
etwas für Ihre Gesundheit, für Ihre Fitness, für
Ihre Figur – oder dagegen!

Klaus Reder

schlank – fit – gesund

der Normalzustand

Mit Rezeptteil von Steffi Kröning (Fastenleiterin)

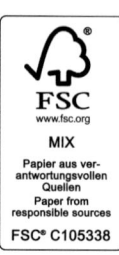

Bibliografische Information der Deutschen Nationalbibliothek:
Die Deutsche Nationalbibliothek verzeichnet diese Publikation in der
Deutschen Nationalbibliografie; detaillierte bibliografische Daten
sind im Internet über http://dnb.dnb.de *abrufbar.*

Herstellung und Verlag: BoD – Books on Demand, Nordersted

ISBN: 978-3-73575-722-7

INHALT

Vorwort

Der Normalzustand des Menschen ist ein schlanker, leistungsfähiger und gesunder Körper, auch im höheren Lebensalter. Meine Aufgabe als Gesundheitsberater sehe ich unter anderem darin, Menschen zu unterstützen, diesen Normalzustand zu behalten oder wieder zu erreichen.

Von diesem Zustand haben wir uns in den letzten Jahrzehnten aber immer weiter entfernt. Immer mehr Menschen sind übergewichtig, leiden an Krankheiten oder sogar beides. Oft ist das Übergewicht auch die Ursache für verschiedene Krankheiten. Der gesunde, schlanke Normalzustand wird immer mehr zur Ausnahme. Viele wissen zwar, dass sie abnehmen sollten, verbinden das aber mit Verzicht und einer eingeschränkten Lebensqualität. Oft höre ich das Argument: „Ich will doch mein Leben genießen". Ist es wirklich ein Genuss, wenn man 10, 20 oder noch mehr Kilos Übergewicht mit sich herumschleppt, wenn einem mit 50 Jahren schon der Rücken oder die Gelenke schmerzen und man seinen Blutdruck und andere Beschwerden nur mit Medikamenten unter Kontrolle halten kann? Diese Menschen wissen gar nicht was es heißt, das Leben wirklich zu genießen.

Andere versuchen zwar abzunehmen, sei es nun aus gesundheitlichen oder ästhetischen Gründen. Die Methoden, die sie dazu benützen, sind aber oft so gesundheitsschädlich, dass man sich fragt, was jetzt ungesünder ist, das Übergewicht oder die Methode, mit der sie es verlieren wollen.

Dieses Buch soll Ihnen helfen, den Normalzustand, einen schlanken, gesunden und leistungsfähigen Körper, zu erreichen und zu behalten. Denn nur so werden Sie das Leben wirklich genießen können.

Übergewicht – eine weltweite Epidemie

Laut einer Presseinformation der deutschen Gesellschaft für Ernährung sind in Deutschland 67 Prozent der Männer und 53 Prozent der Frauen übergewichtig, wobei 23 Prozent der Männer und 24 Prozent der Frauen sogar adipös, also stark übergewichtig, sind. Der Anteil der übergewichtigen Personen insgesamt scheint sich in den letzten Jahren auf einem hohen Niveau eingependelt zu haben. Wie schon der Ernährungsbericht 2008 gezeigt hat, setzt sich die Entwicklung fort, dass die bereits Adipösen immer dicker werden.

Nicht nur in Deutschland, auch weltweit gibt es immer mehr übergewichtige Menschen. Nach einer Schätzung der Weltgesundheitsorganisation (WHO) waren im Jahr 2008 weltweit 1,4 Milliarden Menschen übergewichtig, davon 0,2 Milliarden Männer und 0,3 Milliarden Frauen adipös. Gesundheitsorganisationen wie die WHO stufen Adipositas als das am schnellsten wachsende Gesundheits-

problem ein und sprechen von einer „globalen Adipositas-epidemie". Adipositas begünstigt Gefäßkrankheiten und Gelenkbeschwerden und erhöht das Risiko für Krankheiten wie Diabetes mellitus Typ 2 und Bluthochdruck. Auch das Risiko für Krebserkrankungen steigt mit erhöhtem Körpergewicht. Das hat weitreichende ökonomische Konsequenzen: Adipositas und die Begleitkrankheiten kosteten das Gesundheitssystem in Deutschland im Jahr 2010 schätzungsweise 17 Milliarden Euro.
(Quelle: www.deg.de/pdf/presse/2013/DGE-Pressemeldung-aktuell-03-2013-Uebergewicht-EB.pdf)

Diese Entwicklung hat sogar Auswirkungen auf die Lebenserwartung. Pro 15 Kilo Übergewicht steigt das Risiko früher zu sterben um 30 Prozent. Ab einem BMI von 30 reduziert sich die durchschnittliche Lebenserwartung um 6,7 Jahre.

Prof. Dr. med. Mathias Blüher, Oberarzt am Universitätsklinikum Leibzig sagt; *„Adipositas wird dazu führen, dass erstmals seit 50 Jahren die Lebenserwartung sinkt"*.

Ein Report, der im renommierten New England Journal of Medicine erschien, sorgte schon im Vorfeld für Aufsehen. Seit mehr als 200 Jahren werden die Amerikaner immer älter. Dass sich dieser Trend jetzt plötzlich umkehren könnte ist für viele ein Schock. *„Wir gehen davon aus, dass die heutige jüngere Generation erstmals in der moderneren Geschichte ein kürzeres und weniger gesundes Leben haben wird wie ihre Eltern, wenn wir nicht eingreifen"*, warnt Chef-Autor Jan Olshansky. Bereits in den kommenden fünf Jahrzehnten, so glaubt Olshansky, könnte das durchschnittliche Sterbealter wegen Übergewicht und den damit verbundenen Krankheiten wie Diabetes von heute 77,6 Jahren auf rund 72 Jahre sinken. Ein derartiger Einbruch wäre in den westlichen Industrienationen bisher beispiellos.
(www.focus.de/politik/ausland/usaalamiert_iad_92619.html 26.01.2012)

Ist das nicht paradox? Früher wurde die Lebenserwartung oft durch Hungersnöte eingeschränkt. Heute verfügen wir das ganze Jahr über ein so vielfältiges Angebot an Nahrungsmitteln, wie nie zuvor. Wir haben medizinisch einen so hohen Standard erreicht, wie er noch vor 100 Jahren unvorstellbar gewesen wäre. In den Industrienationen ist die Chance, bei guter Gesundheit über 100 Jahre alt zu werden so groß wie nie zuvor in der Menschheitsgeschichte. Und diese einmalige Chance machen wir uns mit falscher Ernährung und Bewegungsmangel wieder zunichte.

Trotz einer unüberschaubaren Zahl von Diäten, trotz immer mehr fett- und kalorienreduzierter Nahrungsmittel nimmt die Zahl der übergewichtigen Personen in den Industrienationen seit Jahren ständig zu. Liegt das wirklich an den Kalorien, am Fast Food oder am Bewegungsmangel? Warum können manche Menschen relativ viel essen und sind schlank, während andere eine Diät nach der anderen ausprobieren und trotzdem nicht dauerhaft abnehmen? Gerne wird das dann auf die Gene geschoben. Wir sind aber nicht der Sklave unserer Gene. Das beschreibt Bruce Lipton sehr verständlich in seinem Buch „Intelligente Zellen". Unsere Gene sind veränderbar und sie reagieren auf Umwelteinflüsse. Die Epigenetik hat nachgewiesen, dass uns unsere Lebensweise wesentlich mehr prägt als unsere Gene. Der Einfluss, den unsere Lebensweise auf die Genaktivität hat, zeigt sich deutlich in Studien mit eineiigen Zwillingen. Bei ihrer Geburt haben Zwillinge eine nahezu identische Genetik. Mit der Zeit werden durch unterschiedliche Ernährung, Lebensweise und Erfahrungen auch unterschiedliche Gene aktiviert. Das kann dazu führen, dass einer der Zwillinge an Krebs stirbt und der andere ein langes und gesundes Leben hat. Es gilt mittlerweile als gesichert, dass äußere Einflüsse, wie Erziehung, Nahrung, Stress, Sport und vieles mehr einen wesentlich größeren Einfluss darauf haben, ob wir krank oder gesund, übergewichtig oder schlank sind, als unsere Gene. Die Ausrede „Ich bin eben so veranlagt", zählt also nicht mehr.

Unsere Lebens- und Ernährungsweise hat sich in den letzten 100 Jahren stärker verändert als jemals zuvor. In den Industrienationen verbringen die Menschen die meiste Zeit sitzend, im Auto, am Schreibtisch oder vor dem Fernseher. Während der Mensch um 1900 noch etwa 20 Kilometer am Tag zu Fuß zurücklegte, sind es heute nur noch knapp 800 Meter. Dieser Bewegungsmangel ist natürlich mit ein Grund für das Übergewicht vieler Menschen. Lässt sich die weltweite Gewichtszunahme aber nur mit Bewegungsmangel und einer zu hohen Kalorien- und Fettzufuhr erklären? Von 1976 bis zum Jahr 2000 sank der Fettkonsum der Amerikaner um elf Prozent und die durchschnittliche Kalorienaufnahme um vier Prozent. Der Anteil der Fettleibigen stieg aber im gleichen Zeitraum um 31 Prozent. Es war noch nie so einfach sich fettarm zu ernähren wie heute und es gab noch nie so viele übergewichtige Menschen wie heute.

Die epidemieartige Zunahme von Übergewicht in den letzten Jahren beweist, dass die gängigen Diäten oder einfaches Kalorienreduzieren nicht die Lösung des Problems sein können. Zudem ist die Ernährung bei vielen Diäten so einseitig, dass sie langfristig dem Körper mehr schadet als nützt. Die zur Zeit sehr populären Low-Carb-Diäten können z.B. das Risiko für Herz-Kreislauf-Erkrankungen stark erhöhen. Bei diesen Diäten werden Kohlenhydrate strikt gemieden, da sie angeblich die Verursacher von Übergewicht sind. Das Problem sind aber nicht die Kohlenhydrate allgemein, sondern nur die raffinierten Kohlenhydrate wie Zucker und weißes Mehl. Laut einer Untersuchung der Universität Göttingen, an der 160 übergewichtige Frauen teilnahmen, war bereits vier Wochen nach Beginn der Low-Carb-Diät der Homocysteinwert im Blut der Teilnehmerinnen deutlich erhöht. Homocystein ist ein Risikofaktor für Herz-Kreislauf-Erkrankungen.

Auch das ständig wachsende Angebot von fett-, kalorien- oder kohlenhydratreduzierten Nahrungsmitteln änderte nichts an der wachsenden Zahl der übergewichtigen Personen. Amerika ist das Land mit dem größten Angebot kalorienreduzierter Nahrungsmittel und gleichzeitig das Land mit den meisten Übergewichtigen.

Vielleicht haben auch Sie schon die ein oder andere Diät hinter sich oder vielleicht sind Sie gerade dabei, Ihre Kalorienaufnahme zu reduzieren. Der gewünschte Erfolg hat sich aber anscheinend auch bei Ihnen noch nicht eingestellt, sonst würden Sie dieses Buch nicht lesen.

Es muss also außer Kalorien und Bewegung noch andere Faktoren für die Gewichtszunahme geben. Faktoren, die sich in den letzten 100 Jahren in unserer Ernährung verändert haben, denen wir aber bisher keine, oder zu wenig Beachtung geschenkt haben.

Sie werden in diesem Buch zwei Faktoren kennen lernen, die nicht nur einen sehr entscheidenden Einfluss auf Ihr Körpergewicht und Ihren Gesundheitszustand haben, sondern sogar den Alterungsprozess beeinflussen können.

Das ist zum einen die Kraft der Enzyme und zum zweiten das richtige Verhältnis von Omega-3 zu Omega-6-Fettsäuren.

Es geht dabei nicht um eine neue Diät oder ein neues Wundermittel, sondern vielmehr um eine Ernährungsweise, mit der Sie nicht nur Gewicht verlieren, sondern wirklich Ihr Körperfett reduzieren können. Sie werden mehr Energie bekommen, Ihr Gesundheitszustand wird sich merklich verbessern und das alles ohne Kalorien zu zählen oder zu hungern. Außerdem ist diese Methode sehr leicht im Alltag umzusetzen und Sie brauchen keine teuren Nahrungsergänzungsmittel. Vielleicht klingt das im Moment für Sie noch zu schön um wahr zu sein, aber wenn Sie dieses Buch gelesen haben, werden Sie verstehen, dass das

13

Beachten dieser beiden Faktoren eine der einfachsten und gleichzeitig erfolgreichsten Methoden ist, Ihr Gewicht dauerhaft zu reduzieren und gleichzeitig Ihre Gesundheit zu verbessern.

Wenn diese zwei Faktoren eine so wichtige Rolle beim Abnehmen spielen, warum haben Sie dann noch nicht mehr darüber gehört? Ganz einfach! Wenn Sie diese beiden Punkte in Ihrer Ernährung beachten, werden Sie Ihr Idealgewicht erreichen und behalten. Das heißt, dass Sie als Kunde für neue Diäten oder Diätmittel wegfallen. Das ist aber nicht im Sinne des Systems. Mit Diätprodukten und Nahrungsergänzungsmitteln zur Gewichtsabnahme werden Umsätze in Millionenhöhe gemacht. Dieser Industriezweig hat kein Interesse daran, dass Sie ohne teure Zusatzmittel abnehmen und dann ihr Gewicht auch noch halten. Sie sollen durch eine neue Diät zwar einige Kilos verlieren, die Sie in den folgenden Monaten aber wieder zunehmen, damit Sie spätestens nach einem Jahr empfänglich sind für eine neue Diät oder ein neues Wundermittel.

Kalorienaufnahme

Wenn Sie nicht nur Ihr Gewicht reduzieren, sondern wirklich Körperfett verlieren wollen, sollten Sie als erstes damit aufhören, Kalorien zu zählen. Das ist für viele vielleicht schwer zu glauben, da doch Übergewicht in erster Linie auf Bewegungsmangel und eine zu hohe Kalorienaufnahme zurückgeführt wird.

Seit dem man den Energiegehalt von Nahrungsmitteln und den Energiebedarf des Menschen mit Kalorien messen konnte, wurde der Kaloriengehalt für praktisch alle verfügbaren Nahrungsmittel berechnet. Man konnte auch berechnen, welchen Kalorienbedarf unterschiedliche Berufsgruppen haben. Es gibt Tabellen über den Kalorienverbrauch im Schlaf, bei leichter, mittlerer oder schwerer körperlicher Tätigkeit. Man glaubte, dass man nur seinen täglichen Kalorienverbrauch errechnen muss und man dann bei einer geringeren Kalorienzufuhr abnimmt und bei erhöhter Kalorienaufnahme zunimmt. Es ist seit langem erwiesen, dass diese Methode nicht funktioniert, aber vor allem bei Menschen, die abnehmen wollen, ist das Kalorienzählen immer noch fest in den Köpfen verankert.

Was sind eigentlich Kalorien?

Eine Kalorie ist die Energie, die benötigt wird, um ein Gramm Wasser auf Meereshöhe von 14,5 °C auf 15,5 °C zu erwärmen. Eine Kalorie ist also nichts anderes als eine Maßeinheit für Energie. Wenn wir jetzt alle Wasserboiler wären, könnte man sehr leicht ausrechnen, wie viel Kalorien man benötigt, um eine bestimmte Wassertemperatur zu erreichen. Es wäre dann auch egal, ob diese Energie aus Fett, aus Zucker, aus Eiweiß oder aus Erdöl kommt, denn es zählt nur der reine Energiewert. Unser Körper besteht aus 70 bis 90 Billionen Zellen und in jeder Zelle laufen in jeder Sekunde tausende von chemischen Reaktionen ab. Das heißt, dass die Stoffwechselabläufe in unserem Körper wesentlich komplexer sind als einfach nur Wasser zu erwärmen. Deshalb ist es auch nicht egal, woraus die Energie besteht, die wir unserem Körper zuführen.

Stellen sie sich einmal zwei Personen vor, die etwa die gleiche Größe, das gleiche Gewicht und die gleiche körperliche Aktivität haben. Jede dieser Personen nimmt täglich genau 2500 Kalorien zu sich. Der Unterschied zwischen den beiden Personen besteht nur darin, dass die erste Person die 2500 Kalorien in Form von Hamburgern, Pommes, Cola und Süßigkeiten zu sich nimmt, während die zweite Person sich von frischem Obst, Gemüse und Vollkornprodukten ernährt. Die Anzahl der aufgenommenen Kalorien ist aber bei beiden Personen genau gleich. Was glauben Sie, welche der beiden Personen wird langfristig mehr Körperfett und damit mehr Gewicht haben? Natürlich die erste Person.

Dieses Beispiel zeigt uns, dass die Anzahl der aufgenommenen Kalorien nicht entscheidend ist. Wir sehen unsere Nahrungsmittel immer mehr als Kraftstoff oder Energiespender und unterschätzen dabei den Wert unserer Nahrung. Der Einfluss, den die Quantität unserer Nahrung auf das Körpergewicht hat wird von den Meisten überschätzt. Wir glauben, wenn man viel isst, nimmt man zu und wenn man wenig isst, nimmt man ab. Tatsache ist aber, dass Sie bei einer falschen Ernährung auch mit wenigen Kalorien kaum Körperfett verlieren werden. **Sie nehmen nicht ab, nur weil Sie weniger vom Falschen essen.** Der Einfluss, den die Qualität unserer Nahrung auf das Körpergewicht ausübt, wird dagegen von den Meisten stark unterschätzt.

Bei richtiger Ernährung können sie viele Kalorien zu sich nehmen, brauchen absolut nicht zu hungern und werden Körperfett verlieren.

Eiweiß, Fett und Kohlenhydrate

Die meisten Diäten oder Ernährungspläne berücksichtigen neben der Kalorienmenge nur die drei Hauptbestandteile unserer Nahrung: Eiweiß, Fett und Kohlenhydrate. Und in schöner Regelmäßigkeit wird einer davon zum Sündenbock gemacht. Früher war das Fett schuld am Übergewicht. Seit einiger Zeit macht Fett nicht mehr fett, jetzt sind es die Kohlenhydrate, die man unbedingt meiden muss. Aber egal, welcher Stoff gerade verteufelt wird, es ändert nichts an der Situation, dass die Zahl der Übergewichtigen ständig wächst. Es ist nämlich nicht entscheidend, wie viel Fett oder Kohlenhydrate Sie essen, entscheidend ist, ob Sie lebendige Lebensmittel oder tote Nahrungsmittel zu sich nehmen.

Um abzunehmen brauchen Sie keine Diäten, keine Pulverernährung, keine Pillen und erst recht keine kalorien-, fett- oder kohlenhydratreduzierten Nahrungsmittel. Alles was Sie brauchen sind frische, natürliche, lebendige Lebensmittel (Mittel zum Leben), denn diese versorgen Ihren Körper mit allen Nährstoffen, Enzymen, Vitaminen und den richtigen Fetten. Leider glauben immer mehr Menschen, dass ein Nahrungsmittel umso besser ist, je künstlicher und stärker verarbeitet es ist. Dr. med. M. O. Brucker sagt: *„Es ist ein tragisches Kapitel menschlicher Geschichte, dass der Mensch sich so weit hat beeinflussen lassen, dass er der Nahrung um so mehr traut, je unnatürlicher und künstlicher sie ist, und dass er sich das Misstrauen zu allen Lebensmitteln, wie die Mutter Natur sie uns beschert, so fest hat einpflanzen lassen, dass er eher zugrunde geht, als diese Haltung aufzugeben. Dass er dieses Misstrauen zur Schöpfung selbst nicht als Unrecht und widersinnig empfindet, ist ein Zeichen dafür, wie weit er sich durch ständige Fehlinformationen seinen Instinkt hat nehmen lassen."* (Quelle: Der Gesundheitsberater März 2014)

Natürliche Lebensmittel erkennen Sie auch daran, dass sie keine Zutatenliste haben.

Der Unterschied zwischen lebendigen Lebensmitteln und toten Nahrungsmitteln liegt in den Enzymen.

Enzyme

Was sind Enzyme? Ohne Enzyme gäbe es kein Leben. Enzyme sind die „Zündkerzen" des Stoffwechsels, sie sind an allen chemischen Reaktionen und allen Stoffwechselvorgängen, die in unserem Körper ablaufen beteiligt. In unserem Körper sind etwa 20000 Enzyme aktiv, von denen aber erst ca. 3000 wissenschaftlich erforscht sind. Welche Auswirkung das Fehlen eines einzigen Enzyms hat, merken etwa zwölf Millionen Menschen in Deutschland, die an Laktose-Intoleranz leiden. Ihnen fehlt das Enzym Laktase, das für die Aufspaltung von Milchzucker verantwortlich ist. Ohne dieses Enzym wird der Milchzucker nicht verdaut und kann vom Organismus nicht aufgenommen werden. Der Milchzucker bleibt deshalb im Darm und kann Durchfall und Blähungen verursachen. Ohne Enzyme können weder Vitamine noch Mineralstoffe oder Hormone ihre Aufgabe erfüllen. Ohne ausreichende Enzymaktivität kann die Verdauungsarbeit nicht richtig geleistet werden.

Man unterscheidet Körper- oder Stoffwechselenzyme und Pflanzenenzyme. Die Stoffwechselenzyme werden vom Körper selber produziert. Es gibt Enzyme, die im Körper gespeichert werden und Enzyme, die erst bei Bedarf produziert werden. Unser Körper braucht aber eine Quelle, aus der er seine Körperenzyme herstellen kann. Enzyme sind etwas Lebendiges und unser Körper kann nichts Lebendiges aus etwas Totem produzieren, er kann keine lebendigen Stoffwechselenzyme aus toten Nahrungsmitteln herstellen. Er braucht dazu eine lebendige Quelle und das sind unverarbeitete, unerhitzte pflanzliche Lebensmittel.

Enzymmangel

Der amerikanische Enzymforscher Dr. Edward Howell hat im Laufe seiner Forschungsarbeit festgestellt, dass jeder Mensch ein bestimmtes Enzympotential mitbringt, das im Laufe des Lebens aufgebraucht wird. Ist dieses Potential verbraucht, dann geht das Leben zu Ende. Howell vergleicht unser Enzympotential mit einem Bankkonto, das ein bestimmtes Guthaben aufweist. Enzymarme Kost bedeutet, dass wir unser Guthaben schneller aufbrauchen. Die Folge davon ist ein Verlust der Vitalität, erhöhte Krankheitsanfälligkeit und im Extremfall der Tod. Dr. Howell sagt: *„Die Lebensdauer eines Organismus verhält sich umgekehrt proportional zum Verbrauch seines Enzympotentials. Die vermehrte Zufuhr von Nahrungsenzymen bewirkt eine entsprechende Verringerung im Verbrauch des körpereigenen Enzympotentials.“*

Wie kann es nun zu einem Enzymmangel im Körper kommen? Vergleichen wir dazu den Verzehr von raffiniertem Zucker und den Verzehr von frischem Obst und Gemüse. Wenn Sie Früchte essen, wird der Fruchtzucker in Glucose umgewandelt. Für diesen Stoffwechselvorgang benötigt der Körper Enzyme und Vitamine. Früchte enthalten Fruchtzucker, Enzyme, Vitamine, Mineralien und sekundäre Pflanzenstoffe. Der Körper kann die Stoffwechselenzyme, die er für die Verdauung der Früchte benötigt aus den Enzymen der Früchte wieder auffüllen. Es kommt zu keinem Verlust von Enzymen.

Wenn Sie raffinierten Zucker essen, ist das reiner Zucker ohne Enzyme, ohne Vitamine und ohne Mineralien. Um diesen Industriezucker in Glucose umzuwandeln benötigt der Körper ebenfalls Enzyme. Da der raffinierte Zucker aber keine Enzyme enthält, kann der Körper die verbrauchten Stoffwechselenzyme nicht mehr auffüllen. Es kommt auf Dauer zu einem Verlust von Enzymen. Sie können raffinierten Zucker oder Auszugsmehl jahrelang aufbewahren ohne dass sie sich verändern oder verderben. Auch die meisten Nahrungsmittel aus dem Supermarkt sind monate- oder sogar jahrelang haltbar, weil sie keine lebendigen Enzyme mehr enthalten. Obst, Gemüse oder Nüsse können verfaulen, schimmeln oder anderweitig verderben, weil die Enzyme noch aktiv sind. Der Preis der langen Haltbarkeit ist der Verlust von Lebendigkeit.

Produkte mit raffiniertem Zucker oder weißem Mehl sind tote Nahrungsmittel und für unseren Körper Enzym- und Vitaminräuber. Der Zuckerverbrauch betrug 1850 pro Person und Jahr zwischen zwei und drei Kilogramm, heute beträgt er über 40 Kilogramm. Das sind täglich über 100 Gramm Zucker, für dessen Umwandlung in Glucose die körpereigenen Enzym- und Vitaminreserven aufgebraucht werden.

Enzyme sind sehr empfindlich und werden beim erhitzen auf über 43 Grad abgetötet. Deshalb gehören auch Fleisch- und Milchprodukte zu den Enzymräubern. Auch durch Chemikalien, die der Nahrung zugesetzt werden, können Enzyme inaktiv werden.

Wenn wir also überwiegend industriell verarbeitete oder gekochte Nahrungsmittel essen, nehmen wir kaum lebendige Enzyme zu uns. Durch den Verzehr solch toter Nahrungsmittel zwingen wir unseren Körper dazu, seine Enzymreserven frühzeitig aufzubrauchen. Schon im Alter von etwa 30 Jahren kann es dann bei manchen Menschen zu Enzymmangel kommen. Das verschlechtert die Verdauung, beeinträchtigt bestimmte Körperfunktionen und beschleunigt den Alterungsprozess. Max Wolf, der Begründer der modernen Enzymtherapie sagt: *„Das frühzeitige Altern mit all seinen Folgen ist im wesentlichen auf einen Mangel an Enzymen zurückzuführen".*

Anzeichen für Enzymmangel:

➤ Antriebslosigkeit, Müdigkeit
➤ Unregelmäßiger Stuhlgang
➤ Übergewicht (Ich esse fast nichts und nehme nicht ab)
➤ Schwaches Immunsystem (häufige Erkältung)
➤ Schlechte Wundheilung

Stoffwechselbremsen

Viele schieben ihre Gewichtszunahme darauf, dass mit dem Alter der Stoffwechsel langsamer wird. Das ist aber ein gewaltiger Irrtum, den ihr Stoffwechsel wird nicht langsamer, nur weil Sie älter werden. Es gibt drei Faktoren, durch die die Stoffwechselaktivität des Körpers verschlechtert wird.
1. Diäten
2. Bewegungsmangel (Abbau von Muskulatur)
3. Enzymmangel durch falsche Ernährung

Stoffwechselbremse Diäten

Bei den meisten Diäten stehen immer noch die Kalorien im Vordergrund. Es wird der durchschnittliche Energieverbrauch einer Person errechnet und dieser dann einfach drastisch reduziert.

Der Energieverbrauch einer 60 bis 70 kg schweren Frau mit durchschnittlicher körperlicher Belastung und gesundem Stoffwechsel wird z.B. mit 2300 bis 2500 kcal angegeben. Bei den üblichen Diäten nimmt man pro Tag zwischen 800 und 1200 kcal zu sich. Auch in Krankenhäusern oder bei Kuren werden übergewichtige Personen auf diese Kalorienmenge gesetzt. Die Energiezufuhr wird also plötzlich um über die Hälfte reduziert. Wie reagiert unser Körper auf eine so drastische Reduzierung? In den ersten Tagen verliert man sehr schnell Körpergewicht, da man wesentlich mehr Energie verbraucht als aufgenommen wird. Unser Körper kennt aber keine Diäten, er weiß nicht, dass Sie nur einige Kilos abnehmen wollen und schließt bei wenig Nahrung auf Hungersnot. Oberste Priorität ist jetzt möglichst lange zu überleben. Würde unser Körper weiterhin genau so viel Energie verbrauchen, würden wir zwar sehr schnell abnehmen, bei einer wirklichen Hungersnot hätten wir aber schlechte Überlebenschancen. Um das Überleben möglichst lange zu sichern, wird der Stoffwechsel heruntergefahren und der Energieverbrauch reduziert. **Unser Körper kann seinen Energieverbrauch durch wiederholte Diäten um bis zu 50 Prozent reduzieren.** Das kann im Extremfall soweit führen, dass man irgendwann auch mit ca. 1000 kcal am Tag kaum noch Gewicht verliert. Oft wird dann die Kalorienaufnahme noch mal reduziert, wodurch aber ein richtiger Teufelskreis in Gang gesetzt wird.

Da die Fettreserven das Überleben bei Hungersnöten (Diäten) möglichst lange sichern sollen, greift der Körper auf andere Energiequellen zurück. Er benützt das Glykogen in den Muskeln und das Muskelgewebe selbst zur Energiegewinnung. Das führt dazu, dass man bei einer Diät wenig Energie hat und kaum motiviert ist, sich sportlich zu betätigen. Wenn die Muskulatur aber nicht regelmäßig belastet wird, kann der Körper sie noch leichter abbauen.

Was passiert nach einer Diät? Es wird meistens genau so weiter gegessen wie vor der Diät. Da der Körper sich aber auf einen niedrigeren Energieverbrauch eingestellt hat, kann er die überschüssige Energie sofort wieder in Fettreserven speichern. Außerdem ist der Körper nun vorgewarnt, er weiß jetzt, dass es nicht selbstverständlich ist, dass er regelmäßig ausreichend Nahrung bekommt. Deshalb wird er in Zeiten, in denen genügend Nahrung vorhanden ist verstärkt versuchen Fettreserven für schlechte Zeiten anzulegen. Je mehr Diäten jemand hinter sich hat, umso stärker wird der Körper versuchen zwischen den Diäten möglichst viele Fettreserven einzulagern. Das ist dann der berühmte JoJo-Effekt.

Auch wenn man nach einer Diät „nur" wieder auf sein altes Gewicht kommt, kann es sein, dass man trotzdem eine schlechtere Figur hat als vor der Diät, da der Körper während der Diät Muskeln zur Energiegewinnung abbaut, nach der Diät aber nur Körperfett zulegt. Man hat also bei gleichem Gewicht eine schlechtere Figur, weil der Körperfettanteil höher ist als vor der Diät.

Stoffwechselbremse Bewegungsmangel

Unser Körper passt sich immer an das an, was von ihm gefordert wird. Werden Muskeln trainiert und belastet, baut er sie auch im höheren Lebensalter noch auf, werden sie jedoch nicht benützt, baut er sie ab. Das sieht man sehr deutlich an einem Muskel, der durch einen Gipsverband oder eine Schiene für einige Wochen ruhig gestellt wurde und nach Abnahme des Gipsverbandes total erschlafft und deutlich dünner ist.

Bei einer bewegungsarmen Lebensweise beginnt bereits im Alter von ca. 25 Jahren der Abbau von Muskelmasse. In diesem Alter geschieht das noch unmerklich und sehr langsam. Mit zunehmendem Alter verläuft dieser Prozess aber immer schneller. Zwischen dem 40. und dem 70. Lebensjahr verlieren wir bei passiver Lebensweise ca. 30 Prozent unserer Muskulatur. Dieser Verlust ist aber weniger auf das Alter, sondern vielmehr auf die passive Lebensweise zurückzuführen. Bei einer 70 Kilogramm schweren Person entspricht dieser Muskelverlust etwa 5 bis 7 Kilogramm. Muskulatur ist aber aktive Körpermasse, die am Blutkreislauf angeschlossen ist und mit Energie versorgt werden muss. Dadurch erhöht ein Kilogramm Muskelmasse den Energieverbrauch um fast 100 kcal pro Tag. Wenn man also durch Bewegungsmangel bis zu seinem 70. Lebensjahr 5 bis 7 Kilogramm Muskeln verloren hat, benötigt der Körper etwa 600 kcal weniger pro Tag. Isst man trotzdem genau so wie früher, bedeutet das, dass sich der Körperfettanteil zwangsläufig erhöhen wird.

Stoffwechselbremse Enzymmangel

Ihr Stoffwechsel verschlechtert sich, weil Sie über viele Jahre tote Nahrungsmittel gegessen haben und Ihr Körper nicht mehr genügend Stoffwechselenzyme zur Verfügung hat. Das macht sich nicht nur durch Gewichtszunahme bemerkbar, sondern auch durch einen Rückgang der körperlichen Leistungsfähigkeit und einem geschwächten Immunsystem.

Wie kommt es nun durch Enzymmangel zur Gewichtszunahme?

Die aufgenommenen Kohlenhydrate sollen durch den Stoffwechsel in Körperenergie (Glucose) umgewandelt werden. Wie wir bereits wissen, benötigt der Körper dazu Stoffwechselenzyme. Wenn er davon aber nicht genügend zur Verfügung hat, wird er nur soviel der aufgenommenen Kohlenhydrate in Glucose umwandeln, dass wir so einigermaßen über den Tag kommen. Den Rest der toten Nahrung wird er entweder in Körperfett einlagern oder es gelangen unverdaute Stoffe in den Dickdarm, wo sie von Darmbakterien unter Fäulnis und Gärung abgebaut werden. Das führt zu Blähungen und Bauchschmerzen. Voraussetzung für Vitalität und Energie ist die Fähigkeit, die aufgenommene Nahrung vollständig zu verstoffwechseln.

Ist es nicht erstaunlich, dass viele Menschen über häufige Müdigkeit und Energiemangel klagen, obwohl sie energienmäßig soviel Nahrung zu sich nehmen, dass sie damit den ganzen Tag als Holzfäller arbeiten könnten. Aber was nützt die aufgenommene Energie, wenn sie nicht in Körperenergie umgewandelt wird? Das sind typische Zeichen von Enzymmangel.

Vielleicht haben Sie angefangen Sport zu treiben, um abzunehmen.

Bei körperlicher Aktivität kommt normalerweise ein Teil der verbrauchten Energie aus den Fettreserven des

Körpers. Wenn Fettreserven in Körperenergie umgewandelt werden sollen, ist das aber auch wieder ein Stoffwechselvorgang, zu dem der Körper Stoffwechselenzyme benötigt. Bei Enzymmangel wird der Körper nur sehr wenig eingelagertes Körperfett verbrennen. Auch wenn Sie Sport treiben und ihre Kalorienzufuhr reduzieren, werden Sie kaum Körperfett verlieren. Es wird zwar weniger oder kein neues Fett mehr eingelagert, aber Sie werden nur sehr schwer Gewicht abnehmen, wenn Sie weiterhin tote Nahrungsmittel zu sich nehmen. Das ist natürlich sehr frustrierend und führt dazu, dass die guten Vorsätze schnell wieder vergessen werden.

Entscheidend ist also nicht, wie viel Sie essen, sondern ob Sie tote Nahrungsmittel oder lebendige Lebensmittel essen. Alle industriell verarbeiteten Nahrungsmittel, auch wenn noch so viele künstliche Vitamine zugesetzt sind, sind tote Nahrungsmittel und damit Enzymräuber. Der Verbrauch solch industrieller Nahrungsmittelprodukte hat in den letzten Jahren immer mehr zugenommen. Mittlerweile kommen etwa 75 Prozent unserer Nahrung aus industrieller Produktion. Dadurch ist ein Enzymmangel praktisch vorprogrammiert. Neben dem Mangel an Enzymen haben industriell verarbeitete Nahrungsmittel noch weitere Nachteile, die Übergewicht fördern. Sie enthalten neben großen Mengen Zucker oft viele weitere Zusatzstoffe und meistens auch Glutamat. Glutamate sind Geschmacksverstärker, keine Gewürze. Natriumglutamat (E621) ist mittlerweile der am häufigsten verwendete Zusatzstoff in industriell verarbeiteten Nahrungsmitteln. Aus neurologischer Sicht ist Glutamat sogar ein Rauschgift, eine suchterzeugende Aminosäureverbindung, die über die Schleimhäute ins Blut eindringt und von dort direkt ins Gehirn gelangt. Die kleinen Moleküle des Glutamats überwinden problemlos die sonst schützende Blut-Hirn-Schranke. Es macht aber nicht wie andere Rauschgifte "high", sondern erzeugt künstlichen Appetit, indem es unter anderem die Funktion unseres Stammhirns stört. Dort werden elementare Körperfunktionen und Gefühlswahrnehmungen geregelt, unter anderem auch das Hungergefühl.

Dem Glutamat wird deshalb auch eine potentielle Ursache von Übergewicht und Fettsucht zugeschrieben. Das normale Sättigungsgefühl wird durch Glutamat unterdrückt und Menschen und Versuchstiere essen weiter, obwohl der Körper eigentlich genug hat. So haben Versuche mit Ratten gezeigt, dass diese von ein und demselben Futter die doppelte Menge fressen, wenn es Glutamat enthält.

Industrielle Nahrungsmittelprodukte fördern also gleich in mehrfacher Weise Übergewicht und Fettsucht. Sie sind Enzymräuber und enthalten zudem Zusatzstoffe, die Übergewicht fördern.

Enzymkonto auffüllen

Die gute Nachricht ist, dass Sie ihr Enzymkonto jederzeit wieder auffüllen können. Um Ihren Stoffwechsel und Ihre Fettverbrennung wieder zu beschleunigen, müssen Sie Ihrem Körper mehr lebendige, enzymreiche Lebensmittel zuführen. Das erreichen Sie ganz einfach, indem Sie viel Obst, Gemüse und Salat roh essen. Sie müssen sich nicht ausschließlich von Rohkost ernähren, sollten aber darauf achten, dass ca. die Hälfte Ihrer Nahrung aus lebendiger, unerhitzter Pflanzennahrung stammt, da die Verdauungsenzyme sehr hitzeempfindlich sind und leicht zerstört werden. Raffinierter Zucker und weißes Mehl gehören zu den größten Enzym- und Vitaminräubern, deshalb sollten Sie Zucker- und Weißmehlprodukte völlig meiden. Versuchen Sie diese durch Vollkornprodukte zu ersetzen. Auch alle tierischen Nahrungsmittel (Fleisch, Wurst, Milchprodukte) werden bei der Verarbeitung oder Zubereitung erhitzt und gehören zu den toten Nahrungsmitteln. Außerdem werden für die Verdauung von Fleisch- und Milchprodukten wesentlich mehr Enzyme benötigt, als für die Verdauung pflanzlicher Lebensmittel. Wenn Sie trotzdem weiterhin Fleisch essen wollen, sollten Sie das auf zwei Fleischmahlzeiten pro Woche reduzieren und darauf achten, dass es von Tieren stammt, die artgerecht gefüttert und gehalten wurden.

Essen Sie Früchte, Gemüse oder Salat nie als Nachtisch, sondern immer vor erhitzten oder verarbeiteten Mahlzeiten. Nur so kann der Körper die Enzyme optimal verwerten. Außerdem essen Sie dadurch mehr lebendige, enzymreiche Lebensmittel und weniger von dem Gekochten. Trinken Sie eine halbe Stunde vor den Mahlzeiten 0,3 bis 0,5 Liter Wasser. Auch am Morgen sollten Sie gleich nach dem Aufstehen ein bis zwei Gläser Wasser trinken. Wenn Sie einen Teelöffel Gerstengraspulver in das erste Glas Wasser verrühren, bekommt Ihr Körper zum Start in den Tag gleich wichtige Enzyme und Vitamine. Gerstengras enthält alle fünf lebenswichtigen Nährstoffgruppen: Enzyme, Chlorophyll, Vitamine, Mineralstoffe und Spurenelemente. Bisher wurden im Gerstengras mehr als 20 verschiedene Enzyme nachgewiesen.

Wenn Sie sich einen Tag in der Woche nur von Rohkost (Früchte, Gemüse, Salat, Nüsse) ernähren, werden Ihre Enzymspeicher schneller aufgefüllt und die Gewichtsabnahme wird beschleunigt.

Enzymquellen

Die besten Enzymlieferanten sind naturbelassenes Obst, Gemüse, Nüsse, Sprossen und kaltgepresste Öle. Der Enzymgehalt dieser Lebensmittel kann aber sehr stark schwanken. Entscheidend ist der Mineralgehalt des Bodens und die Sonneneinstrahlung. Pflanzen, die auf überdüngten und ausgelaugten Böden wachsen, enthalten weniger Enzyme als Pflanzen, die biologisch angebaut werden. Der Enzymgehalt ist bei vollreifen Pflanzen am höchsten, die einzige Ausnahme sind Sprossen. Durch den Keimprozess wird der Enzymgehalt von Samen, Getreide und Hülsenfrüchten stark erhöht.

Die meisten denken bei enzymreichen Früchten als erstes an Ananas. Tropische Früchte wie Ananas, Mango, Kiwi oder Papaya gehören zu den enzymhaltigsten Früchten. Die Wärme und die Feuchtigkeit in den Tropen bieten diesen Früchten die idealen Wachstumsbedingungen. Die tropischen Früchte aus unseren Supermärkten werden aber bereits im unreifen Zustand geerntet und können dadurch nicht ihren vollen Enzymgehalt entwickeln. Durch die langen Transportwege und Lagerung gehen nochmals Enzyme verloren. Da Ananas kaum nachreifen, haben sie nicht annähernd den Enzymgehalt wie voll ausgereifte Früchte. Außerdem befinden sich die meisten Enzyme nicht im Fruchtfleisch sondern im mittleren Strunk der Ananas, den man zwar essen kann, der aber meistens entfernt wird.

Um sich ausreichend mit Enzymen zu versorgen braucht man keine unreifen exotischen Früchte. Natürlich gereiftes, biologisch angebautes Obst und Gemüse, ohne lange Transportwege, sollte die Hauptquelle für unsere Enzym- und Vitaminversorgung sein. Ab und zu kann man das mit Ananas oder andere südliche Früchte ergänzen. Dann sollte man aber auch auf gute Qualität achten und den höheren Preis für Bioprodukte nicht scheuen.

Keine Angst vor Fruchtzucker

In letzter Zeit häufen sich die Negativschlagzeilen über Fruchtzucker. Er wird sogar für Übergewicht und Diabetes verantwortlich gemacht. Durch solche Berichte werden die Menschen verunsichert und essen oft weniger Obst. Fruchtzucker wird Ihnen aber nicht schaden, solange er noch in der Frucht ist.

Gefährlich ist nur der isolierte Fruchtzucker, mit dem Getränke oder Nahrungsmittel gesüßt werden. Dieser isolierte Fruchtzucker hat genau so negative gesundheitliche Wirkungen wie der normale Haushaltszucker. Er begünstigt die Gewichtszunahme und ist ein Vitamin- und Enzymräuber. Außerdem können Sie zu viel Fruchtzucker nur in isolierter Form aufnehmen. So enthalten Limonaden oder sog. Energiedrinks bis zu 60 Gramm Fruchtzucker pro halben Liter. Um die gleiche Menge Fruchtzucker in Form von Obst zu sich zu nehmen, müssten Sie fast ein Kilogramm Birnen essen. Wenn Sie Fruchtzucker in Form von frischem Obst essen, nehmen Sie auch Vitamine, sekundäre Pflanzenstoffe, Ballaststoffe und Enzyme zu sich und in dieser Form wird Fruchtzucker Sie nie dick machen.

Grüne Smoothies

Eine sehr gute Möglichkeit, sein Enzymkonto aufzufüllen und den Stoffwechsel anzuregen, sind grüne Smoothies. Das ist ein Mix aus Wildkräutern, grünem Blattgemüse, Blätter von Rote Beten, Kohlrabi, Karotten oder Radieschen, Obst und Wasser. Diese Mischung wird im Mixer püriert und enthält sehr viele Enzyme, Mineralstoffe und Vitamine. Für Menschen, die nicht so gerne Blattgemüse oder Obst essen, ist das eine sehr gute Möglichkeit, größere Mengen an Rohkost in einer bekömmlichen und sehr schmackhaften Art zu sich zu nehmen. Die Gemüseblätter enthalten sogar mehr Mikronährstoffe als das Gemüse selbst. Die Blätter der roten Bete enthalten dreimal soviel Magnesium und Eisen, sechsmal soviel Vitamin C, achtmal soviel Calcium, 200 mal soviel Vitamin A und ca. 2000 mal soviel Vitamin K als die Rote Bette selbst. Wildgemüse wie Löwenzahn, Vogelmiere, Wegerich oder Giersch liefern uns viele Bitterstoffe, die für die Verdauung wichtig sind und den Stoffwechsel anregen. Wildkräuter aus der Natur haben den Vorteil, dass sie nicht gezüchtet, gedüngt oder anderweitig behandelt sind. Wenn man sie selber sammelt und gleich zu einem Smoothie mixt, besitzen sie auch noch die volle Lebenskraft und Enzymaktivität, die bei Kräutern und Blattgemüse aus dem Supermarkt durch Lagerung und Transport zum Teil verloren gegangen ist.

Wie viel grüne Smoothies kann man am Tag trinken? Da es sich um ein vollwertiges, gesundes und extrem nährstoffdichtes Lebensmittel in Rohstoff-Qualität handelt gibt es keine Obergrenze. Die meisten Menschen sind vermutlich mit 0,5 – 1 Liter grünen Smoothies sehr gut versorgt.

Grünen Smoothies sind eine vollwertige Mahlzeit und sollten deshalb am besten morgens auf nüchternen Magen oder mindestens 2 – 3 Stunden nach der letzten Mahlzeit getrunken werden, wenn der Magen den Smoothie aufnehmen kann, außerdem sollte ein leichter Hunger vorhanden sein. Es handelt sich nicht um Wasser, sondern um flüssige, aber konzentrierte und faserstoffhaltige Nahrung.

Welche grünen Blattgemüse eignen sich für einen Smoothie?

- Wildgemüse z. B. Löwenzahn, Vogelmiere, Melde, weißer Gänsefuß, Brennessel, Wegerich, Giersch, Portulak ect.
- Kräuter z. B. Petersilie, Minze, Dill, Basilikum, Oregano ect.
- Sprossen z. B. von Alfalfa, Brokkoli, Sonnenblumenkernen ect. (keine Hülsenfruchtsprossen)
- grüne Kulturgemüse z. B. Spinat, Staudensellerieblätter, Mangold, Grünkohlblätter, Rucola, sowie Freilandsalate
- Blätter von Karotten, Radieschen, Kohlrabi, Rote Bete, Brokkoli, Blumenkohl etc.

Vorschläge für Smoothies finden Sie im Rezeptteil.

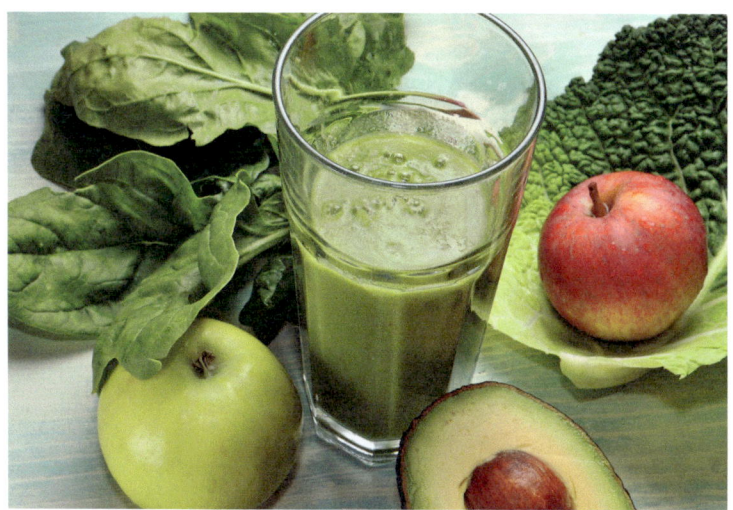

(Quelle: © Ralf Kabelitz #56882940)

Grüne Smoothies schmecken gut und enthalten viele Enzyme.

Ernährungsbeispiel für einen Tag

Nach dem Aufstehen:
Ein bis zwei Gläser Wasser (das erste mit einem Teelöffel Gerstengraspulver)

Frühstück:
Zwei bis drei verschiedene Früchte nach belieben (Apfel, Birne, Banane, Kiwi, Erdbeeren, Trauben, Scheibe Ananas…)
Zwei bis drei Scheiben Vollkornbrot mit Honig, Kokosfett, Lein- oder Leindotteröl, pflanzlichem Aufstrich und Gemüse (Gurke, Kohlrabi, Tomate, gelbe Rüben, Radieschen). Tee oder Kaffee ungesüßt.

Mittag:
Eine halbe Stunde vor dem Mittagessen 0,3 bis 0,5 Liter Wasser trinken.
Großer Teller gemischter Rohkostsalat mit hochwertigem, kaltgepresstem Öl (Leinöl, Leindotteröl, Hanföl)
Warme Mahlzeit aus Vollkornreis, Vollkornnudeln oder Kartoffeln. Höchstens zweimal pro Woche Fleisch oder Fisch.

Abend:
Eine halbe Stunde vor dem Abendessen 0,3 bis 0,5 Liter Wasser trinken.
Als Vorspeise Früchte oder gemischter Salat.
Vollkornbrot mit Aufstrichen und Gemüse.

Trinken Sie mindestens 1,5 Liter Wasser pro Tag, bei hohen Temperaturen entsprechend mehr. Wenn Sie zwischen den Mahlzeiten Hunger haben, essen Sie Obst, einige Nüsse oder trinken Sie einen Smoothie.

Zusammenfassung Enzyme:

> ➢ Trinken Sie ca. eine halbe Stunde vor den Mahlzeiten 0,3 bis 0,5 Liter Wasser. Täglich mindestens 1,5 Liter.
>
> ➢ Beginnen Sie den Tag mit frischen Früchten oder einem Smoothie.
>
> ➢ Essen Sie **vor** den Hauptmahlzeiten immer einen gemischten Salat, Gemüse oder Obst.
>
> ➢ Vermeiden Sie Zucker- und Weißmehlprodukte; ersetzen Sie diese durch Vollkornprodukte.
>
> ➢ Reduzieren Sie Fleisch- und Milchprodukte.
>
> ➢ Essen Sie als Zwischenmahlzeit Obst oder Nüsse.
>
> ➢ 50 Prozent Ihrer Nahrung sollten lebendige, unerhitzte Lebensmittel sein (Obst, Gemüse, Salat, Nüsse).
>
> ➢ Einen Tag in der Woche nur Rohkost essen.

Wenn Sie aus irgendwelchen Gründen an einem Tag einmal nicht soviel Obst und Gemüse essen können, dann gleichen Sie das einfach am nächsten Tag wieder aus, indem Sie nur Obst, Gemüse und Salat essen.

Fett und Abnehmen

In den 1980er Jahren wurde von den Medien die Devise verbreitet: „Fett macht fett" und das sitzt bis heute in den Köpfen vieler Menschen. Für die meisten, die abnehmen wollen, ist Fett immer noch ein rotes Tuch. Die Nahrungsmittelindustrie ist natürlich auch auf diesen Zug aufgesprungen und produzierte immer mehr fettreduzierte oder sogar fettfreie Nahrungsmittel. Dieses Angebot ist mittlerweile so groß wie nie zuvor – genauso wie die Zahl übergewichtiger Menschen. Es ist richtig, dass bestimmte Fette Sie fett machen und Ihrer Gesundheit schaden. Das sind vor allem gesättigte Fettsäuren aus tierischen Produkten und Transfettsäuren, die bei der industriellen Härtung pflanzlicher Öle entstehen und z.b. in Chips, Pommes, vielen Fertigbackwaren und frittierten Nahrungsmitteln enthalten sind. Diese Fette sollten, so gut es geht, gemieden werden. Es gibt aber auch Fette, die für unseren Körper essentiell sind und mit der Nahrung zugeführt werden müssen. Diese Fette können Sie nicht nur vor Herz-Kreislauf-Erkrankungen schützen, sie sind wichtig für Ihr Gehirn, sie regen sogar die Fettverbrennung im Körper an und helfen Ihnen, dadurch Körperfett zu verlieren.

Omega-3-Fettsäuren und Omega-6-Fettsäuren

Omega-3- und Omega-6-Fettsäuren gehören zu den mehrfach ungesättigten Fettsäuren. Beide sind essentielle Fettsäuren, das heißt, der Körper kann sie nicht selber produzieren, sie müssen mit der Nahrung zugeführt werden. Diese beiden Fettsäuren konkurrieren ständig in unserem Körper, da sie gegensätzliche Aufgaben erfüllen.

Omega-6-Fettsäuren fördern die Fetteinlagerung, sie stimulieren von Geburt an die Produktion von Fettzellen, sie beeinflussen die Stabilität der Zellmembranen und fördern Gerinnungs- und Entzündungsprozesse zum Schutz vor äußeren Angriffen. Die Omega-3-Fettsäuren unterstützen den Aufbau des Nervensystems, halten die Zellmembran flexibel und wirken Entzündungen und der Bildung von Fettzellen entgegen. Außerdem verbessern sie die Verformbarkeit der roten Blutkörperchen, wodurch wiederum die Fließeigenschaft des Blutes verbessert wird.

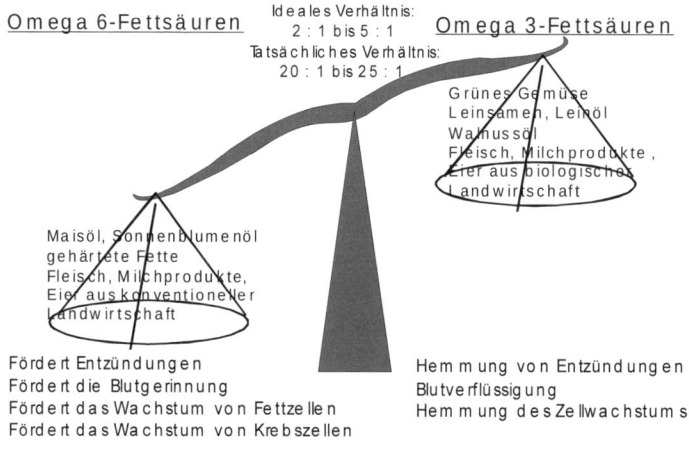

(Quelle: David Servan-Schreiber "Das Anti Krebs Buch" S. 109)

Wie das Verhältnis dieser beiden Fettsäuren in unserem Körper aussieht, hängt von unserer Ernährung ab. Das ideale Verhältnis von Omega-6 zu Omega-3-Fettsäuren liegt bei 2 : 1 bis 4 : 1. Die Muttermilch hat ein Omega-6 zu Omega-3-Verhältnis zwischen 2 : 1 und 1 : 1 auch in unserem Gehirn beträgt das Verhältnis 1 : 1. In der Zeit vor der Massentierhaltung und der industriellen Nahrungsmittelproduktion lag das Verhältnis von Omega-6 zu Omega-3 in unserer Ernährung bei etwa 2 : 1.

Durch verschiedene Faktoren hat sich dieses Verhältnis in den letzten 50 bis 60 Jahren aber stark verändert. Es beträgt heute meistens 20 - 25 : 1.

Ein Grund für diese Entwicklung liegt in der Haltung und Fütterung von Nutztieren.

Wenn Kühe auf der Weide gehalten werden, ernähren sie sich nur von Gras. Besonders das junge Gras im Frühjahr, sowie Kräuter enthalten besonders viel Omega-3-Fettsäuren. Dadurch enthält auch die Milch, der Käse oder die Butter dieser Kühe mehr Omega-3-Fettsäuren. Diese Fettsäuren, die die Tiere mit ihrer Nahrung aufnehmen, sind auch in ihrem Fleisch enthalten. Es liegt in einem ausgeglichenem Omega-6 zu Omega-3-Verhältnis von etwa 2,5 : 1 vor.

In den letzten 50 Jahren wurde immer mehr von der Weidehaltung zur Intensivhaltung gewechselt. Um die Milchproduktion zu erhöhen und die Gewichtszunahme der Tiere zu beschleunigen, wurde immer mehr Mais, Soja und Weizen gefüttert. Diese Getreidesorten enthalten aber kaum Omega-3-Fettsäuren, sondern viel Omega-6-Fettsäuren.

Omega-6 zu Omega-3-Verhältnis:

Weizen	14 : 1
Soja	10,5 : 1
Mais	29 : 1

Seit Urzeiten war Heu das Futter in den Wintermonaten. Erst seit Mitte des 20. Jahrhundert wird verstärkt Gärfutter – Silage anstelle von Heu verfüttert. Während 1970 der Anteil von Heu in Österreich noch 78 Prozent betrug, waren es 2000 nur noch 34 Prozent.
(BUCHGRABER und andere, 2003)

In den letzten Jahren wurde der Einfluss auch international verstärkt untersucht (Schweiz, Finnland Deutschland).

Alle Berichte zeigen folgende Einflussfaktoren:

> Je mehr **Grünfutter**, um so höherer Gehalt an Omega-3-Fettsäuren (ALA)
> Je mehr **Maissilage**, um so niedrigerer Gehalt an Omega-3-Fettsäuren (ALA)
> Je mehr **Kraftfutter**, um so niedrigerer Gehalt an Omega-3-Fettsäuren (ALA)

(www.biokaeserei-walchsee.at/download/vomilch.pdf)
31.01.2012rteile_der_heu

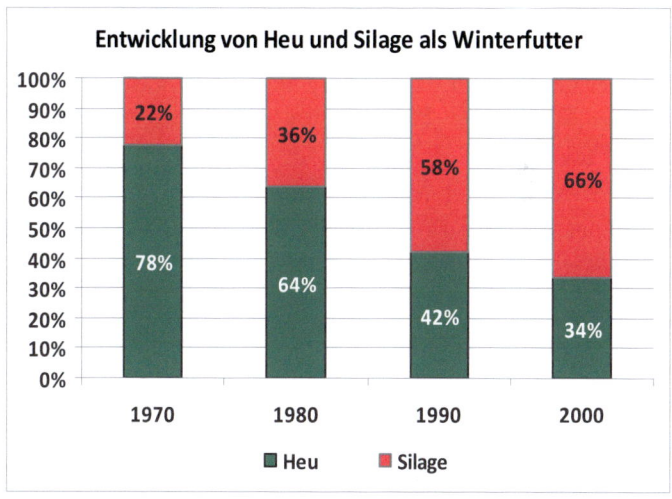

(Quelle: Nach Buchgraber und Mitbeiter, 9 Alpenländ. Expertenforum 2003)

Während das Fleisch und die Milch von frei lebenden Büffeln noch etwa 30 Prozent Omega-3-Fette enthält, sind es bei den so genannten modernen Hochleistungsrindern nur noch zwei Prozent.

Auch Hühner werden heute in den Mastbetrieben anders gefüttert als es ihrer artgerechten Ernährung entspricht.

Dr. Artemis Simopoulos leitete die Forschungsabteilung am National Institute of Health. In einer Studie, die im *New England Journal of Medicine* erschien, hat sie nachgewiesen, dass die Eier von Hühnern, die mit Mais gefüt-

tert werden (die heute gängige Praxis) ein Omega-6 zu Omega-3-Verhältnis von 19,4 : 1 hatten. Die Eier von Hühnern vom griechischen Bauernhof, wo Dr. Artemis Simopoulos aufgewachsen ist, haben dagegen ein Verhältnis der Fettsäuren Omega-6 zu Omega-3 von 1,3 : 1.
(Quelle: David Servan-Schreiber „Das Anti-Krebs-Buch")

Ähnlich verhält es sich auch beim Lachs, der für seinen hohen Gehalt an Omega-3-Fettsäuren bekannt ist. Wildlachs hat einen wesentlich höheren Omega-3-Gehalt, weil er sich nur von dem ernährt, was von der Natur vorgesehen ist. Der gezüchtete Lachs wird meistens mit Soja gemästet. Obwohl er 70 bis 200 Prozent mehr Fett aufweist als der Wildlachs, hat er etwa ein drittel weniger Omega-3-Fettsäuren.

Genauso wie der Mensch können auch Tiere Omega-3-Fettsäuren nicht selber bilden, sie sind auf eine Quelle in der Nahrung angewiesen. Wenn sie mit Futter gefüttert werden, das überwiegend Omega-6-Fettsäuren enthält, kann auch ihr Fleisch keine Omega-3-Fettsäuren enthalten.

Ob jemand Fleisch isst, oder ob er sich vegetarisch oder vegan ernährt, muss jeder für sich selbst entscheiden. Oft höre ich das Argument, dass die Menschen immer schon Fleisch gegessen haben. Nur weil etwas immer schon gemacht wurde, heißt das jedoch nicht, dass es auch richtig ist. Auch wenn Sie nicht mehr Fleisch und Milchprodukte essen als Ihre Großeltern, so gibt es doch einen gewaltigen Unterschied. Die Tiere, die Ihre Großeltern gegessen haben, wurden meistens noch artgerecht gefüttert. Heute kommen über 90 Prozent des verzehrten Fleisches und der Milchprodukte aus der Massentierhaltung. Dort werden die Tiere aber immer mehr mit Mais, Soja und Getreide gefüttert um die Gewichtszunahme zu beschleunigen. Deshalb hat dieses Fleisch eine ganz andere Wirkung auf Ihren Körper und Ihre Gesundheit als das Fleisch, das ihre

Großeltern gegessen haben. Man kann eben nicht erwarten, dass das Gleiche heraus kommt, wenn man etwas anderes reinsteckt.

Überlegen Sie einmal – diese Tiere werden mit Mais, Soja und Getreide gefüttert, damit sie schneller zunehmen. Sie essen dieses Fleisch und die Milchprodukte und dann wundern Sie sich, wenn Sie zunehmen.

Nicht nur die Fettzusammensetzung hat sich im letzten halben Jahrhundert stark verändert, sondern auch der Fleischkonsum hat in diesem Zeitraum drastisch zugenommen. Im Jahr 1950 lag der pro Kopf Fleischkonsum in Deutschland bei 26,2 Kilogramm. Bis 2009 erhöhte sich dieser auf 62 Kilogramm jährlich (Österreich 67 Kilogramm). Das heißt, die Menschen haben 1950 ca. 26 Kilogramm Fleisch mit einem idealen Verhältnis Omega-6 zu Omega-3-Fettsäuren von 2,5 bis 3 : 1 gegessen. Heute essen sie ca. 62 Kilogramm Fleisch pro Jahr, bei dem sich das Verhältnis Omega-6 zu Omega-3 auf etwa 15 : 1 verschoben hat.

Ein weiterer Grund für die zunehmende Produktion von Omega-6 Pflanzenölen für den menschlichen Verzehr, ist die industrielle Verarbeitung von Nahrungsmitteln, die im letzten halben Jahrhundert stark gestiegen ist. Gleichzeitig wurden die Omega-3-Fettsäuren immer mehr verdrängt. Sie sind in der Nahrungsmittelindustrie unerwünscht, weil sie nicht so haltbar sind.

Produktion von Omega-6-Pflanzenölen für den menschlichen Verzehr im 20. Jahrhundert (kg pro Person und Jahr)

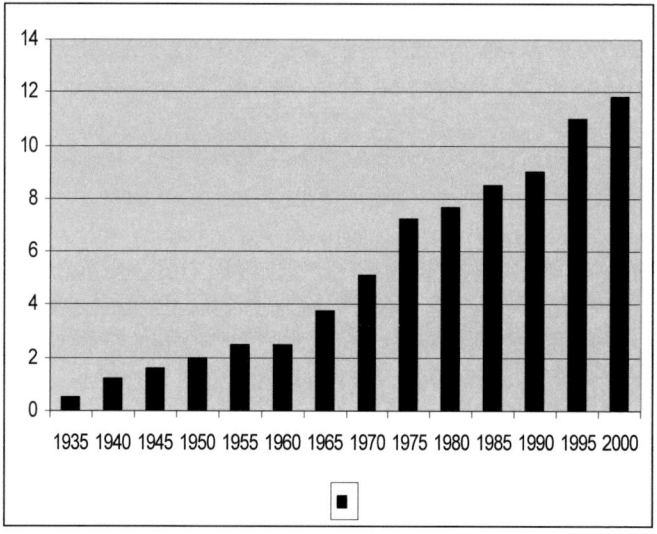

(Quelle: David Servan-Schreiber: *„Das Anti-Krebs-Buch"* Seite 114)

Auch der Anbau von Pflanzen hat sich in den letzten 150 Jahren stark verändert. In Frankreich wurde 1850 auf mehr als 1 Million Hektar Lein angebaut, im Jahr 2000 waren es nur noch 15000 Hektar. Lein ist die Pflanze mit dem höchsten Gehalt an Omega-3-Fettsäuren. Leinöl enthält ca. 56 Prozent Omega-3-Fettsäuren. Heute wird weltweit überwiegend Mais und Soja angebaut, die hauptsächlich Omega-6-Fettsäuren enthalten (Omega-6 zu Omega-3-Verhältnis von Mais 29 : 1).

Diese Umstände haben dazu geführt, dass wir vom idealen Omega-6 zu Omega-3-Verhältnis von 1 : 1 bis 4 : 1 weit entfernt sind, es hat sich in den letzten Jahren immer mehr in Richtung Omega-6 verschoben und beträgt heute 20 : 1 bis 25 : 1.

Für unser Körpergewicht ist aber das Verhältnis der auf-

40

genommenen Fette von größerer Bedeutung als die Menge. Es macht wenig Sinn, die Fett oder Kalorienaufnahme zu reduzieren, wenn das Verhältnis Omega-6 zu Omega-3-Fettsäuren stark in Richtung Omega-6 verschoben ist. **Die Qualität unserer Nahrung ist entscheidender als die Quantität.**

Das amerikanische Paradox

In den Jahren 1976 bis 2000 reduzierten die Amerikaner ihren Fettkonsum um 11 Prozent und die durchschnittliche Kalorienaufnahme um 4 Prozent. Trotzdem ist der Anteil der Fettleibigen im gleichen Zeitraum massiv gestiegen, und zwar um 31 Prozent.

Dieses sogenannte „amerikanische Paradox" – die Zahl der Fettleibigen steigt, obwohl der Fettkonsum zurückgeht – tritt jedoch nicht nur in den USA auf, sondern auch in Europa. Ein Team französischer Wissenschaftler konnte das Rätsel um das amerikanische Paradox schließlich lösen. Allgemein erklärt man die wachsende Zahl der Übergewichtigen mit dem Konsum von Fast Food und mangelnder Bewegung, doch die Wissenschaftler entdeckten einen Fehler in der Argumentation: In den USA verdoppelte sich von 1970 bis 1990 das Fettgewebe bei Kindern unter einem Jahr.

In diesem Alter kann man die Schuld nicht McDonald's geben, Snacks und Süßigkeiten, dem Fernsehen oder mangelnder Bewegung.

Die Babys werden nicht gemästet. Sie erhalten die gleiche menge Milch, sei es nun in Form von Muttermilch oder Babynahrung. Die französischen Wissenschaftler zeigten, dass die veränderte Zusammensetzung der Milch seit 1950 für die Fettleibigkeit bei Kindern verantwortlich

ist. Dieses Ungleichgewicht der Fettsäuren wirkt sich auf das Wachstum von Fettgewebe aus.
(Quelle: David Servan Schreiber „Das Anti Krebs Buch")

Das Wachstum von Fettgewebe wird aber nicht nur bei Babys angeregt, sondern auch bei Ihnen. Solange Sie tierische Produkte aus der Massentierhaltung und industriell verarbeitete Fertigprodukte mit einem ungünstigen Omega-6 zu Omega-3-Verhältnis essen, werden Sie auch bei reduzierter Kalorienaufnahme und genügend Bewegung nur sehr schwer Körperfett verlieren.

Durch das Überangebot von Omega-6-Fettsäuren wird die Produktion von Fettzellen im Körper angeregt. Omega-6-Fettsäuren enthalten essentielle Botenstoffe welche die Zellbildung stimulieren, auch die Bildung von Fettzellen. Das ist eine wichtige Funktion in unserem Körper. Wenn allerdings ein ständiges Überangebot an Omega-6-Fettsäuren besteht und die Omega-3-Fettsäuren als Gegenspieler fehlen, kann es zu Schwellungen, Tumoren und zu vermehrter Fettzellenbildung kommen. Wenn man dann noch etwas mehr isst, können sich diese Fettzellen sehr leicht füllen. Das wird ebenfalls durch die Omega-6-Fettsäuren begünstigt, da diese den Übergang der Fettsäuren aus dem Blut in die Zellen erleichtern. Auch hier wirken die Omega-3-Fettsäuren als Gegenspieler, da sie dafür sorgen, dass Nährstoffe eher zur Energiegewinnung verbrannt, als im Körperfett gespeichert zu werden. Außerdem verringern sie die Fetteinlagerung, indem sie Enzyme bremsen, die Zucker in Fett umwandeln.

Das ist die gute Nachricht, für alle, die ihren Konsum von Fleisch- und Milchprodukten nicht reduzieren wollen. Wenn Sie bisher tierische Produkte aus der Massentierhaltung gegessen haben, müssen Sie diese nur durch Bio-Fleisch- und Milchprodukte aus artgerechter Fütterung ersetzen. Auch wenn Sie dann die gleiche Menge davon essen, werden Sie durch das verbesserte Omega-6 zu Omega-3-Verhältnis langsam Körperfett verlieren.

Um dauerhaft abzunehmen, müssen Sie also das Omega-6 zu Omega-3-Verhältnis in Ihrer Nahrung auf einen Wert von 4 : 1 oder darunter bringen.

Das hat zur Folge, dass...

➤ die Bildung neuer Fettzellen gehemmt wird
➤ weniger Fett in die Zellen eingelagert wird
➤ die Verbrennung der Nährstoffe zur Energiegewinnung verbessert wird
➤ weniger Zucker in Fett umgewandelt wird

Omega-3-Fettsäuren unterstützen die Fettverbrennung

Wissenschaftler der University of South Australia untersuchten eine Gruppe von 75 übergewichtigen oder fettleibigen Personen, bei denen Risikofaktoren für eine Herz-Kreislauf-Erkrankung, wie Bluthochdruck oder hohe Cholesterinwerte, vorlagen. Diese Probanden wurden in vier Gruppen aufgeteilt.

Zwei Gruppen erhielten eine bestimmte Dosis Thunfischöl. Die anderen beiden die gleiche Menge an Sonnenblumenöl, welches keine Omega-3-Fettsäuren enthält. Beide Gruppen wurden erneut unterteilt: Jeweils eine trieb während der Woche keinen zusätzlichen Sport. Die andere Gruppe absolvierte dreimal jede Woche ein 45-minütiges Lauftraining bei einer Belastung von 75 Prozent der maximalen Herzschlagfrequenz. Alle Teilnehmer erhielten die Anweisung, darüber hinaus keine Änderung an ihrer gewohnten Ernährung vorzunehmen.

Nach drei Wochen zeigten sich bei drei Gruppen keine wesentlichen Veränderungen. Bei der Gruppe jedoch, die das Fischöl eingenommen und zusätzlich Sport getrieben hatte, konnte eine durchschnittliche Gewichtsabnahme von

4,5 Pfund festgestellt werden. Auch der Körperfettanteil war geringer geworden. (…)

„Die Ergebnisse sind umso beeindruckender, als keine weiteren Veränderungen in den Essgewohnheiten vorgenommen wurden. Auch das Sportprogramm ging nicht wesentlich über das allgemein empfohlene Ausmaß hinaus", schreibt die Ernährungswissenschaftlerin Juliett Kellow in dem britischen Ernährungs-Onlinejournal *WeightLossResources*.

(Quelle: www.//info.kopp-verlag.de/medizin-und-gesundheit/gesundesleben/j-d-heyes/Omega-3...)

Omega Fettsäuren-Verhältnis und Fettleibigkeit

Dass es direkte Zusammenhänge zwischen dem Verhältnis der Aufnahme von Omega-Fettsäuren und Adipositas gibt, zeigen die Ergebnisse der folgenden Studie.

Bestimmt wurde die Zusammensetzung der Zellmembrane der roten Blutkörperchen (Erythrozyten) von Probanden. Diese Zusammensetzung ist ernährungsabhängig. Zur Bestimmung eines Zusammenhangs mit Adipositas wurden die Messgrößen BMI (Body Mass Index), THQ (Taille-Hüft-Quotient) und Fettanteil der Probanden ermittelt.

Es lässt sich eine deutliche Unterscheidung der Zusammensetzung der Blutbestandteile bei gesunden und übergewichtigen Probanden erkennen. Das Verhältnis der Omega-6- zu den Omega-3-Fettsäuren ist bei den übergewichtigen Probanden doppelt so hoch wie bei den gesunden Probanden. Spitzenwerte bei Omega-6-Fettsäuren wurden bei den schwersten Probanden gemessen. Spitzenwerte bei Omega-3-Fettsäuren wurden bei den Probanden mit den niedrigsten Umfängen an Taille und Hüfte, sowie dem niedrigsten Körperfettanteil gemessen.

(Quelle: www.peak.ag/blog/omega-3-und-omega-6-%e2%80%93-auf-das-verhaltnis-ko...)

44

Omega-3 gegen Übergewicht

Gibt es eine Beziehung zwischen Fettsucht und Omega-3? In einer neuen, in der Fachzeitschrift British Journal of Nutriton veröffentlichten, Studie wurde festgestellt, dass Personen mit Fettsucht bzw. Übergewicht einen niedrigeren Omega-3-Blutspiegel haben als Menschen mit Normalgewicht.

In zahlreichen wissenschaftlichen Studien wurden die positiven Wirkungen der Omega-3-Fettsäuren auf die Gesundheit des Herz-Kreislauf-Systems und das Gedächtnis nachgewiesen. Doch diese Studien belegen noch weitere Vorteile der Omega-3-Fettsäuren: sie heben die Stimmung, verbessern die Gesundheit der Augen, senken das Krebsrisiko und wirken Übergewicht entgegen. Im letztgenannten Bereich wollten Forscher der Universität Newcastle in Australien mehr wissen.

Für eine Studie rekrutierten sie 124 Personen mit verschiedenen Gewichtskategorien: 21 Teilnehmer hatten ein „normales" Gewicht, d.h. einen Body Mass Index (BMI) unter 25, 40 Teilnehmer hatten Übergewicht (BMI zwischen 25 und 30) und 63 Teilnehmer litten unter Fettleibigkeit (BMI über 30).

Keiner der Teilnehmer nahm Nahrungsergänzungsmittel auf Omega-3-Basis ein. Die Forscher maßen den Omega-3-Spiegel im Blut der Teilnehmer.

Das Ergebnis: Die Forscher stellten fest: je dicker eine Person ist, je weniger Omega-3 hat sie im Blut und umgekehrt: je höher der Omega-3-Spiegel im Blut einer Person ist, desto schlanker ist sie.

Diesen Forschern zufolge gibt es mehrere Hypothesen, die dieses Ergebnis erklären könnten: die Omega-3-Fettsäuren könnten den Stoffwechsel erhöhen, durch den die

Fette verbrannt werden und auf zwei appetitanregende Hormone einwirken (Ghrelin und Leptin). (…)
(Quelle: www.isodisnatura.de/omega-3-gegen-uebergewicht.html)

Omega-3-Fettsäuren

Die wichtigsten Omega-3-Fettsäuren sind die Alpha-Linolensäure, die Eikosapentaensäure (EPA) und die Docosahexaensäure (DHA). Am biologisch aktivsten sind EPA und DHA. Sie sind reichlich in speziellen Mikroalgen enthalten und in Kaltwasserfischen (Lachs, Hering, Thunfisch, Makrele), die diese Algen fressen.

In pflanzlichen Lebensmitteln ist nur die Alpha-Linolensäure enthalten. Diese Fettsäure ist für unseren Körper lebenswichtig, aus ihr kann er die Fettsäuren EPA und DHA herstellen. Die Umwandlung erfolgt aber nur in geringer Menge. Es werden zwischen fünf und zehn Prozent der Alpha-Linolensäure in EPA und ein bis vier Prozent in DHA umgewandelt. Die Herstellung von EPA und DHA im menschlichen Körper funktioniert umso schlechter, je höher der Anteil der Omega-6-Fettsäuren in der Nahrung ist.

Quellen für Omega-3-Fettsäuren

	Omega-3 Gehalt	Omega-6 : Omega-3 Verhältnis
• Leinöl	58 %	1 : 4
• Leindotteröl	35 %	1 : 2
• Hanföl	17 %	3 : 1
• Walnussöl	13 %	6 : 1
• Rapsöl	9 %	2 : 1

46

- Atlantischer Lachs 1,8 %
- Sardellen 1,7 %
- Sardine 1,4 %

Omega-6-Fettsäuren

Zu den Omega-6-Fettsäuren gehören die Linolsäure, Gamma-Linolensäure und die Arachidonsäure. Unser Körper kann Linolsäure in die beiden anderen Fettsäuren umwandeln. Linol- und Archidonsäure sind in tierischen Produkten wie Schwein, Rind, Huhn, Eiern, Thunfisch und Lachs enthalten. Die Archidonsäure kommt nur in tierischen Nahrungsmitteln vor. Quellen für Linolsäure sind Sonnenblumenöl, Kürbiskernöl und Traubenkernöl sowie Erdnüsse, Getreide, Mais, Avocado und Haferflocken. Gamma-Linolensäure ist nur in pflanzlichen Lebensmitteln vorhanden, wie Nachtkerzenöl, Hanföl und der Spirulina Alge.

Omega-6-Fettsäuren sind essentielle Fettsäuren und müssen mit der Nahrung aufgenommen werden. In der westlichen, fleischreichen Ernährung sind sie jedoch im Überfluss enthalten. Die Aufnahme der Archidonsäure sollte maximal 50 mg pro Tag betragen. Durch die übliche eiweißreiche Ernährung mit vielen tierischen Produkten liegt sie aber meistens zwischen 200 und 300 mg.

Fettstoffwechselenzym Delta 6-Desaturase

Damit der Körper Fettsäuren verwerten kann, benötigt er wieder Enzyme. Für den Stoffwechsel von Omega-3 und Omega-6-Fettsäuren ist das Enzym Delta 6-Desaturase zuständig. Das heißt, beide Fettsäuren benötigen das gleiche

Enzym um vom Körper aufgenommen zu werden. Ist nun ein Übermaß an Omega-6-Fettsäuren vorhanden, können die Omega-3-Fettsäuren vom Körper nicht verarbeitet werden, weil dazu das gleiche Enzym benötigt wird. Das Enzym Delta 6-Desaturase wird vom Körper selbst hergestellt. Ist dieses Enzym blockiert, kommt es zu Fettstoffwechselstörungen.

Die Enzymbildung von Delta 6-Desaturase kann durch folgende Faktoren blockiert werden:
- Erhöhte Zufuhr gesättigter Fette
- Konservierungsstoffe
- Chronischer Alkoholkonsum
- Hoher Nikotinkonsum
- Toxische Belastungen
- Antibiotika
- Schmerzmittel
- Chronischer Stress
- Bewegungsmangel

Zwei Fischmahlzeiten pro Woche?

Da die Omega-3-Fettsäuren Eikosapenthaensäure (EPA) und Docosahexaensäure(DHA) nur in Kaltwasserfischen vorkommen, wird empfohlen, zweimal pro Woche Fisch zu essen, um die Versorgung mit Omega-3-Fettsäuren sicher zu stellen. Diese Empfehlung war vor 50 Jahren sicher richtig. Durch die Verschmutzung der Meere sind die Fische aber immer mehr mit Chemikalien und Quecksilber belastet.

48

Süddeutsche.de schreibt am 22. Mai 2010: *„Die Quecksilberbelastung sei bereits so hoch, dass vor allem Kinder und Frauen im gebärfähigen Alter durch das giftige Schwermetall gefährdet seien. (...)*

Das Schwermetall reichert sich in Form von Menthylquecksilber – einer Verbindung, die etwa hundertmal so giftig ist wie gewöhnliches Quecksilber – insbesondere in Fettfischen an und gelangt so in die Nahrungskette. Dadurch ist bereits das Überleben lokaler Fischpopulationen gefährdet.

Beim Menschen wurde nachgewiesen, dass Quecksilber den Fötus schädigt und das Risiko für Herz-Kreislauf-Erkrankungen erhöhen kann. (...)

„Der Verzehr von Fisch und anderen Meerestieren ist die einzige Gefahr für den Menschen, Methylquecksilber mit der Nahrung aufzunehmen."
(New England Journal of Medicine 2003)

Die Empfehlungen zum Fischverzehr werden in erster Linie deswegen ausgesprochen, weil die Omega-3-Fettsäuren Herz-Kreislauf-Erkrankungen vorbeugen. Es wurde aber nachgewiesen, dass Quecksilber das Risiko für Herz-Kreislauf-Erkrankungen erhöht.

Quecksilber im Fisch kann das Herz schädigen

Der Verzehr von Quecksilber-belastetem Fisch erhöht einer internationalen Studie zufolge das Risiko von Herzerkrankungen. Eine hohe Konzentration des Schwermetalls in der Nahrung mache auch den positiven Einfluss der mehrfach ungesättigten Fettsäuren wieder zunichte, erklärte 2002 der Leiter der Studie von der Johns Hopkins School of Public Health, Eliseo Guallar. Die Wissenschaftler hatten in Europa und Israel 684 Herzinfarkt-Pa-

tienten mit 724 gesunden Männern verglichen. Die Quecksilber-Konzentration bei den Herz-Patienten war um 15 Prozent höher. Das Schwermetall wird vor allem über große Seefische aufgenommen. Die Warnung schwangerer Frauen vor Quecksilber-belastetem Fisch müsse möglicherweise auf die gesamte Bevölkerung ausgeweitet werden, urteilten die Forscher.

(Quelle: www.3sat.de/page/?source=/nano/medizin/141336/index.html)

Schwangere und stillende Frauen werden also bereits davor gewarnt, belasteten Fisch zu essen. Gerade schwangere Frauen benötigen aber die doppelte bis dreifache Menge an Omega-3-Fettsäuren. Außerdem sollte man sich fragen, ob ein Nahrungsmittel, vor dem schwangere Frauen gewarnt werden, für den Rest der Bevölkerung wirklich gesund sein kann?

Auch gezüchtete Fische sind keine Alternative, da sie durch die Fütterung mit Soja und Mais viel weniger Omega-3-Fettsäuren enthalten. Außerdem sind sie teilweise noch stärker mit Chemikalien belastet als die freilebenden Arten, wie der folgende Bericht zeigt.

Chemie im Fisch

Zuchtlachse sind erheblich stärker mit Giften belastet als ihre wildlebenden Artgenossen. Vor allem in europäischen Farmen gezüchtete Fische enthalten ein Vielfaches an chlorierten Kohlenwasserstoffen wie Dioxinen, polychlorierten Biphenylen (PCB) und Hexachlorbenzen (HCB) berichteten 2005 US Forscher. Ursache sei das Futter aus Fischmehl und –öl, in dem schädliche Substanzen bereits angereichert seien. Dies gelte vor allem für europäische Zuchtfarmen wie in Schottland oder auf den Färöer-Inseln, aus denen viele europäische Supermarktprodukte stammen. Die Wissenschaftler um Roland Hites von der Universität in Indiana in Bloomington (USA) hatten

700 verschiedene Proben analysiert, darunter Lachsfilets aus europäischen und US-amerikanischen Supermärkten. Zuchtlachs aus europäischen Kühltheken enthielt die höchsten Anteile chlorierter Kohlenwasserstoffe. Eine Probe aus einem Frankfurter Supermarkt war demnach so stark belastet, dass davon nicht mehr als eine halbe Portion pro Monat gegessen werden sollte, empfehlen die Autoren basierend auf Richtlinien der US-Umweltbehörde (Epa).

Zu den chlorierten Wasserstoffen zählen viele der giftigsten Substanzen überhaupt. Sie gelten unter anderem als Auslöser von Krebs, neuronalen Veränderungen und Schädigungen des Immunsystems. Auf Verpackungen müsse deshalb deutlich gekennzeichnet werden, ob das Filet von einem Wild- oder Zuchtlachs stamme, fordern die Autoren der Studie.

Für andere Experten überwiegen allerdings in jedem Fall die positiven Aspekte des Fischkonsums, etwa der Schutz vor Herzinfarkten.

Sie halten die gefundenen Schadstoffmengen für zu gering um gefährlich zu sein. Die PCB-Werte lägen alle unter dem Grenzwert der US-Lebensmittelbehörde FDA, argumentierte der Toxikologe Charles Santerre von der Purdue-Universität, der auch die Lachsindustrie berät. (...)

(Quelle: www.3sat.de/page/?source=/nano/medizin/141336/index.html)

Ist das nicht beruhigend, dass ein Toxikologe, der Verbindungen zur Lachsindustrie hat, die Schadstoffmengen in den Lachsen für ungefährlich hält?

Fisch als Quelle für Omega-3-Fettsäuren kann nicht mehr uneingeschränkt empfohlen werden. Die meisten in den Supermärkten angebotenen Fische kommen aus Zuchtfarmen, haben durch die artfremde Fütterung nur noch wenig Omega-3-Fettsäuren und sind zusätzlich noch mit Giften belastet.

Als Alternative werden meist Fischölkapseln empfohlen. Wenn aber das Fett der Fische mit Giftstoffen belastet ist, können dann Fischölkapseln frei von solchen Belastungen sein? Man kann Fischöl zwar von giftigen Rückständen reinigen, dieser Reinigungsvorgang macht aber auch die Vorteile der Omega-3-Fettsäuren größtenteils zunichte. Bei diesem Reinigungsvorgang werden Fische und Fischabfälle gekocht. Durch das lange erhitzen setzt sich das Fischöl an der Oberfläche ab. Durch die Hitze oxidieren aber die Omega-3-Fettsäuren und verlieren dadurch ihre positive Wirkung. Um die giftigen Stoffe aus dem Fischöl zu entfernen, sind noch weitere Raffinierungsvorgänge nötig. Zum Schluss bleibt ein stark raffiniertes Öl, aus dem zwar die Giftstoffe entfernt, aber auch sämtliche Micro-Nährstoffe zerstört wurden und das dadurch viel von seiner positiven Wirkung verloren hat. Wie alle raffinierten Produkte ist es eine lange haltbare, aber tote Konserve.

Neben den gesundheitlichen Risiken gibt es auch noch ökologische Gründe, auf Fisch zu verzichten. Würden nämlich alle Menschen den Rat der Weltgesundheitsorganisation befolgen und zweimal pro Woche Fisch essen, wären die restlichen Fischbestände innerhalb kürzester Zeit ausgerottet.

Gefährliche Gier nach Fisch

Innerhalb der vergangenen 60 Jahre hat sich die Menge des gefangenen Fisches vervierfacht – von 12,8 Millionen Tonnen im Jahr 1950 auf 52,1 Millionen Tonnen im Jahr 2011. Addiert man auch die Fänge von Garnelen, Muscheln oder Tintenfischen hinzu, ergeben sich noch deutlich größere Fangmengen. Die jährliche marine Gesamt-

fangmenge liegt seit circa zwei Jahrzehnten stets bei etwa 80 Millionen Tonnen, berichtet die Welternährungsorganisation.

Die Folge: Der Bestand der großen Speise- und Raubfische wie Thunfisch, Schwertfisch und Hai ist um 90 Prozent zurückgegangen. Gerade die für die Fortpflanzung so wichtigen Altfische, die durch ihre Größe viele Nachkommen zeugen könnten, fehlen. Nach Angaben der Weltgesundheitsorganisation gelten mehr als die Hälfte aller Fischbestände als bis an die biologische Grenze befischt. Weitere 30 Prozent sind bereits völlig erschöpft. In den europäischen Fanggebieten ist die Situation noch dramatischer: Hier gelten 47 Prozent der Bestände als überfischt (Stand: 2012).

(Quelle:www.planet-wissen.de/natur_technik/meer/ueberfischung/index.jsp)

Omega-3 Versorgung aus Pflanzen

Zum Glück ist man aber nicht auf Fisch angewiesen, um genügend Omega-3-Fettsäuren aufzunehmen und sein Omega-6 zu Omega-3-Verhältnis auf einen Wert zwischen 1 : 1 und 4 : 1 zu bringen. Auch die Versorgung des Körpers mit EPA und DHA kann ohne Fischverzehr gesichert werden.

Voraussetzung dafür ist eine ausreichende Aufnahme der alpha-Linolensäure, aus der unser Körper die für ihn wichtigen Fettsäuren EPA und DHA bilden kann. Die Umwandlung der alpha-Linolensäure in die höherwertigen Fettsäuren funktioniert umso besser, je ausgeglichener das Verhältnis zwischen Omega-3- und Omega-6-Fettsäuren ist. Die Produktion von EPA und DHA ist umso schlechter, je höher die Aufnahme von Omega-6-Fettsäurem und gesättigten Fettsäuren (Fleisch, Wurst, gehärtetes Pflanzenfett) ist. Auch erhöhter Alkoholkonsum kann den

Fettstoffwechsel stören.

Es genügt also nicht, einfach nur mehr Omega-3-Fettsäuren zu sich zu nehmen. Genauso wichtig ist es gleichzeitig die Aufnahme von Omega-6-Fettsäuren und gesättigten Fetten zu reduzieren. Das erreicht man durch:

Mehr von:	**Weniger von:**
Leinöl	Sonnenblumenöl
Leindotteröl	Distelöl
Hanföl	Maiskeimöl
Rapsöl	
Walnüsse	Fleisch und Milchprodukte aus Massentierhaltung

Die Empfehlungen für den Tagesbedarf an EPA und DHA liegen bei 0,2 bis 0,4 Gramm. Aus der alpha-Linolensäure werden nur ca. fünf bis zehn Prozent in die beiden höherwertigen Fettsäuren umgewandelt. Wenn wir von einer Umwandlungsrate von nur fünf Prozent ausgehen, muss man also vier bis acht Gramm alpha-Linolensäure pro Tag zu sich nehmen. Leinöl hat einen Gehalt von ca. 58 Prozent alpha-Linolensäure. Das heißt, dass man mit zwei Esslöffeln Leinöl (ca. zehn Gramm) etwa 5,8 Gramm Omega-3-Fettsäuren zu sich nimmt. Isst man ab und zu noch eine Handvoll Walnüsse (30 Gramm enthalten drei Gramm Omega-3-Fettsäuren) ist die Omega-3-Fettsäurenversorgung aus pflanzlichen Quellen gesichert.

Das Omega-6 zu Omega-3-Verhältnis verschiedener Öle:

	Omega-6	Omega-3	Omega-6 zu Omega 3
Distelöl	74	0,5	148 : 1
Sonnenblumen- öl	61	0,5	122 : 1
Maiskeimöl	54	1	54 : 1
Olivenöl	8,6	0,8	11 : 1
Weizenkeimöl	54	7	8 : 1
Sojaöl	49,5	7	7 : 1
Walnussöl	57	10	6 : 1
Rapsöl	20	9,3	2 : 1
Hanföl	60	20	3 : 1
Leindotteröl	18	38	1 : 2
Leinöl	15,6	58	1 : 4

Die besten pflanzlichen Quellen für Omega-3-Fettsäuren sind Lein-, Leindotter-, Hanf- und Rapsöl sowie Walnüsse.

Leinöl gehört zu den Ölen mit dem höchsten Omega-3 Gehalt auf pflanzlicher Basis. Es hat einen angenehmen, leicht nussigen Geschmack. Leinöl sollte bei niedrigen Temperaturen gepresst (nicht über 40 Grad) und naturbelassen, also nicht gefiltert sein. Ungefiltertes Leinöl ist zwar im Geschmack etwas herber als gefiltertes, es enthält aber noch Begleitstoffe, die reich an Antioxidantien und Ballaststoffen sind. Leinöl soll nie erhitzt werden, da dadurch die Doppelbindungen der Omega-3-Fettsäuren zerstört werden und deren positive Wirkung verloren geht. Es schmeckt sehr gut zu Pellkartoffeln und Quark. Man kann es über Gemüse gießen oder im Salat und in Quarkspeisen verwenden.

Durch den hohen Gehalt an Omega-3-Fettsäuren ist Leinöl nicht lange haltbar, es kann schnell oxidieren und ranzig werden. Es sollte deshalb immer lichtgeschützt im

Kühlschrank oder Tiefkühlfach aufbewahrt werden, wo es auch bis minus 20 Grad noch flüssig bleibt.

Zusammensetzung je 100 Gramm Leinöl:

Fett	100 g
davon:	
gesättigte Fettsäuren	8,8 g
einfach ungesättigte Fettsäuren	17,7 g
mehrfach ungesättigte Fettsäuren	73,5 g
davon:	
Omega-3-Fettsäuren	57,7 g
Omega-6-Fettsäuren	15,8 g

Leindotteröl hat einen feinen Geschmack mit nussiger Note. Es ist eine gute Alternative für Menschen, denen Leinöl nicht schmeckt, da es vom Geschmack her milder ist. In Frankreich wird es schon seit langem als Delikatess-Öl in Salaten verwendet. Es passt gut zu gekochtem Gemüse oder Kartoffeln und man kann es zum Dünsten, Marinieren und zur Herstellung von Pestos verwenden. Das Vitamin E im Leindotteröl wirkt als natürliches Konservierungsmittel, wodurch Leindotteröl länger haltbar ist als Leinöl.

Zusammensetzung je 100 Gramm Leindotteröl:

Fett	100 g
davon:	
gesättigte Fettsäuren	11 g
einfach ungesättigte Fettsäuren	33 g
mehrfach ungesättigte Fettsäuren	56 g
davon:	
Omega-3-Fettsäuren	38 g
Omega-6-Fettsäuren	18 g
Vitamin E	5 mg

Hanföl gehört mit zu den besten Ölen für unsere Gesundheit, da die Omega-3-6-9-Fettsäuren in einem optimalen Verhältnis vorliegen. Es zeichnet sich durch einen hervorragenden nussigen Geschmack aus. Hanföl sollte ebenfalls dunkel und kühl gelagert werden. Auch sollte es nicht erhitzt werden, man kann es aber über warme Speisen geben oder als Salatöl verwenden.

Zusammensetzung je 100 Gramm Hanföl:

Fett	100 g
davon:	
gesättigte Fettsäuren	9 g
einfach ungesättigte Fettsäuren	12 g
mehrfach ungesättigte Fettsäuren	76 g
davon:	
Omega-3-Fettsäuren	19 g
Omega-6-Fettsäuren	57 g
Gamma-Linolensäure	3 g

Walnüsse sind die einzigen Nüsse mit einem hohen Anteil an Omega-3-Fettsäuren. 100 Gramm enthalten 9,1 Gramm alpha-Linolensäure. Täglich 30 Gramm Walnüsse (ca. eine Handvoll) versorgen den Körper mit ca. 2.7 Gramm Omega-3-Fettsäuren. Außerdem enthalten sie wichtige Vitamine und Mineralstoffe und sind eine sehr gute Proteinquelle (15 Gramm Eiweiß pro 100 Gramm). Walnüsse liefern zwar viel Energie, durch das ausgezeichnete Fettsäurenverhältnis sind sie aber keine Dickmacher.

Fettgehalt je 100 Gramm Walnüsse:

Fett	65 g
davon:	
Gesättigte Fettsäuren	6,1 g

Einfach ungesättigte Fettsäuren	8,9 g
Mehrfach ungesättigte Fettsäuren	47,2 g
davon:	
Omega-3-Fettsäuren	9,1 g
Omega-6-Fettsäuren	38,1 g

Wenn das Omega-3 zu Omega-6-Verhältnis noch zu stark in Richtung Omega-6 verschoben ist, empfiehlt sich die Verwendung von Leinöl und Leindotteröl, da diese Öle das Verhältnis in Richtung Omega-3 verschieben. Hat man bereits ein einigermaßen ausgeglichenes Verhältnis erreicht, ist Hanföl eine gute Wahl, da es Omega-3 und Omega-6 im idealen Verhältnis (1 : 3) enthält.

Eine sehr effektive Methode, das Fettsäurenverhältnis in Richtung Omega-3 zu verbessern, ist die Kombination von Omega-3-Fettsäuren und MCT Fetten (mittelkettige Triglyceride) aus Kokosfett.

Kokosfett

Kokosfett wird aus der Kokosnuss gewonnen. Das weiße Fruchtfleisch wird getrocknet und gepresst. Es hat einen Fettgehalt von etwa 36 Prozent. Der Schmelzpunkt liegt bei 24 bis 26 Grad, unter dieser Temperatur ist es fest (Kokosfett), darüber wird es flüssig (Kokosöl).

Kokosfett enthält überwiegend gesättigte Fettsäuren, weshalb es in den letzten Jahren einen schlechten Ruf hatte. Neueste Studien haben aber nachgewiesen, dass Kokosöl sogar eine positive Wirkung auf die Blutfettwerte hat. Das liegt daran, dass es zu ca. 60 Prozent aus MCT-Fetten (Mittelkettige Triglyceride) besteht. Diese enthalten kein Cholesterin, fördern aber durch den hohen Gehalt an Laurinsäure die Produktion des guten HDL-Cholesterins. Laurinsäure, die in natürlichen Lebensmitteln nur sehr selten vorkommt, hat zudem eine starke antibakterielle Eigenschaft, durch die Krankheitserreger wie Grippe-, Herpes- und Hepatitis-C-Viren zerstört werden können.

Im Gegensatz zu anderen Fetten werden für die Verdauung von MCT-Fetten weder Gallenflüssigkeit noch die Verdauungsenzyme aus der Bauchspeicheldrüse benötigt. Kokosfett wird vom Darm direkt in die Leber transportiert, wo es in den Mitochondrien zu Energie verbrannt wird. Der Körper spart dadurch auch wertvolle Verdauungsenzyme, die für die Verdauung anderer Fette verwendet werden können.

Da die MCT-Fette zur Energiegewinnung verwendet und nicht als Körperfett gespeichert werden, können sie auch zur Gewichtsabnahme beitragen. Das funktioniert aber nur, wenn schlechtere Fette durch Kokosfett ersetzt werden.

Kokosfett versorgt den Körper mit Energie und hat damit eine ähnliche Wirkung wie Kohlenhydrate, allerdings ohne den Blutzuckerspiegel ansteigen zu lassen. Aus diesem Grund ist es auch ideal für Diabetiker.

Bio-Kokosfett eignet sich sehr gut zum Braten, da es beim Erhitzen keine gesundheitsschädlichen Stoffe (Transfette) entwickelt.

Kokosfett kann aber nur dann seine positive Wirkung entfalten, wenn es von naturbelassener Qualität ist. Es sollte kalt gepresst sein, nicht gehärtet, nicht gebleicht, nicht desodoriert und keiner anderen chemischen Behandlung ausgesetzt worden sein.

Zusammensetzung der Fettsäuren in Prozent der Gesamtfettsäuren:
➢ ca. 90,5 % gesättigte Fettsäuren
➢ 7 % einfach ungesättigte Fettsäuren
➢ 2,5 % mehrfach ungesättigte Fettsäuren

Duale Lipidoxidation

Ein Forscherteam der Universität Gießen hat offenbar eine Möglichkeit gefunden, die Leber dazu zu bringen, eingelagerte Fettdepots im Körper abzubauen. Der von Fachleuten duale Lipidoxidation genannte Vorgang kann helfen, das Gewicht zu reduzieren und den allgemeinen Gesundheitszustand erheblich zu verbessern. Das Prinzip basiert auf natürlichen Stoffwechselvorgängen in der Leber, die ein Mix aus Omega-3-Fettsäuren und MCT (mittelkettige Triglyceride) verstärkt anregt. MCT-Fette weisen eine mittlere Kettenlänge auf und der Körper kann sie nicht als Fettdepot einlagern. Jede Leberzelle besitzt nämlich zwei kleine „Kraftwerke", die Mitochondrien und Peroxisomen, die Fett zu Energie verbrennen. Arbeiten beide gleichzeitig, verbrennen sie Fettsäuren aus unliebsamen Pölsterchen. Um diesen Vorgang möglichst ständig aufrechtzuerhalten, und somit laufend Energie aus Fettdepots zu holen, muss über die Nahrung ein ständiger Nachschub an MCT und Omega-3-Fetten gewährleistet werden.

Da MCT direkt vom Darm in die Leber gelangen, können sie nicht als neue Fettspeicher auf den Hüften landen und erfüllen allein den Zweck, die Mitochondrien anzukurbeln. Die Peroxisomen hingegen verheizen nur Omega-3-Fette. Wer also beide Fette gleichzeitig in ausreichender Menge zu sich nimmt, steigert die Abbaukapazität der Leber für körpereigene Fettsäuren aus dem Fettgewebe. (…)

(Quelle: www.focus.de/gesundheit/news/abnehmen-gesunde-fette-gegen-hueftspeck_aid...)

In unserer Nahrung kommen diese beiden Fette aber nicht gleichzeitig vor. MCT-Fette sind im Kokosöl enthalten und Omega-3-Fettsäuren im Leinöl, Leindotteröl und Walnüssen. Natürlich hat die Nahrungsmittelindustrie sofort ein Produkt auf den Markt gebracht, das beide Fette enthält. Einfacher und billiger ist es aber, die beiden Fettsäuren aus natürlichen Lebensmitteln zu sich zu nehmen.

Vorschläge, wie man MCT-Fette und Omega-3-Fettsäuren kombinieren kann, finden Sie im Rezeptteil.

Lebensmittellieferant – Industrie oder Natur?

Die Natur versorgt uns seit Millionen von Jahren mit allen Stoffen, die wir brauchen, um gesund und leistungsfähig zu bleiben. Mit natürlichen Lebensmitteln hat sie das Überleben der Menschheit gesichert.

Die Werbung der Nahrungsmittelindustrie verspricht uns mit immer stärker verarbeiteten und weiter entwickelten Nahrungsmitteln, dass uns ihre Produkte schlank, fit und gesund machen. Dieser Industriezweig existiert seit etwa 100 Jahren und genau in diesem Zeitraum hat sich die Zahl der übergewichtigen und kranken Personen dramatisch erhöht. Fertigprodukte, die nur in der Mikrowelle erhitzt werden müssen, sind meistens billig, erfordern keine großen Kochkünste und ersparen uns eine Menge Zeit. Aber diese Zeitersparnis müssen wir durch den Mangel an Enzymen und damit an Lebensenergie und Gesundheit teuer bezahlen. Wir haben in gewisser Weise unsere Gesundheit gegen eine bequeme Lebensweise eingetauscht.

Wenn Sie wirklich schlank, fit und gesund bleiben oder werden wollen, dann vertrauen Sie auf den Lebensmittellieferanten mit der längeren Erfahrung – auf die Natur!

Ernährungstipps für Ausdauersportler

Diese Ernährungsvorschläge sind nicht für Kurzstrecken oder Sprints gedacht, sie sind für lange Ausdauerbelastungen von mindestens zwei Stunden geeignet.

Die gängigen Ernährungsempfehlungen für lange Trainingseinheiten oder Wettkämpfe sind überwiegend auf Kohlenhydraten ausgelegt. Die Frühstücksempfehlungen reichen von weißen Brötchen mit Marmelade über zuckerhaltige Müslis bis zu Nussnougat-Creme. Vollkornprodukte, Obst oder Fett sollen dagegen vermieden werden, da sie angeblich die Verdauung zu sehr belasten und nur langsam Energie liefern. Während dem Training oder Wettkampf sollen pro Stunde 50 bis 60 Gramm Kohlenhydrate in Form von Gels, Riegeln oder Getränken aufgenommen werden.

Bei all diesen Nahrungsmitteln handelt es sich um stark verarbeitete Produkte aus industrieller Herstellung, die so gut wie keine Enzyme und natürliche Vitamine enthalten. Unter normalen Gesichtspunkten würde man diese Ernährungsweise als ungesund betrachten. Das heißt, dass man seinem Körper an Tagen, an denen man mehr Leistung von ihm fordert, minderwertigere Nahrungsmittel gibt, als an trainings- oder wettkampffreien Tagen.

Die meisten Sportlern wissen mittlerweile, dass die Ernährung für den sportlichen Erfolg mindestens genau so wichtig ist, wie das regelmäßige Training. Viele glauben aber, dass sie für die optimale Versorgung Spezialprodukte wie Eiweißdrinks, Energieriegel, Kohlenhydratgels oder andere Nahrungsergänzungsmittel benötigen. Diese Meinung wird durch die Werbung der Firmen, die diese Produkte herstellen natürlich stark gefördert. Sogar Hobbysportler greifen immer mehr zu diesen Produkten. Dass man mit natürlichen Lebensmitteln außergewöhnliche sportliche Leistungen vollbringen kann, ist für viele nicht mehr vorstellbar.

Auch ich habe mich jahrelang von dieser Werbung manipulieren lassen und bei jeder Trainingsfahrt mit dem Rennrad, die länger als zwei Stunden dauerte einen oder zwei Kohlenhydratriegel mitgenommen. Erst als ich mich intensiver mit der Wirkung der Enzyme und den Fettsäuren befasste, wurde mir klar, dass man mit natürlichen Lebensmitteln auch die körperliche Leistungsfähigkeit enorm steigern kann.

Da Fett etwa doppelt soviel Energie liefert wie Kohlenhydrate, ist es wesentlich sinnvoller, bei langen Ausdauerbelastungen Fette als Energielieferanten zu verwenden. Fett ist aber das Schreckgespenst der meisten Sportler, sowohl in Form von Körperfett wie auch in der Nahrung. Deshalb nehmen viele Ausdauersportler weniger Fett zu sich als der Rest der Bevölkerung. Es ist natürlich richtig, den Verzehr von tierischen Fetten (Wurst, Milchprodukte) und von gehärteten Fetten (Margarine, Back- und Süßwaren) zu reduzieren. Allerdings ist Fett nicht gleich Fett, bestimmte Fette haben für unseren Körper sehr positive Wirkungen und sind ausgezeichnete Energielieferanten. Entscheidend ist, dass wir die richtigen Fette verwenden, die auch wirklich zur Energiegewinnung verbrannt werden und nicht auf den Hüften landen. Das sind in erster Linie MCT-Fette in Form von Kokosfett und Omega-3-Fettsäuren aus Lein- oder Leindotteröl. MCT-Fette können wegen ihrer mittleren Kettenlänge nicht in Körperfett eingelagert werden, sie gelangen vom Darm direkt in die Leber, wo sie von den Mitochondrien zu Energie verbrannt werden. Sie dienen also, ähnlich wie Kohlenhydrate, der Energiegewinnung, haben aber den Vorteil, dass sie den Blutzucker nicht ansteigen lassen. Es kommt also zu keinen Blutzuckerschwankungen wie bei der Zufuhr von Zucker- oder Weißmehlprodukten.

Auch Omega-3-Fettsäuren sind sehr gute Energielieferanten und hemmen sogar die Einlagerung von Körperfett, da sie dafür sorgen, dass Nährstoffe eher zu Energie verbrannt, als in Körperfett gespeichert zu werden.

Eine weitere positive Eigenschaft der Omega-3-Fettsäuren ist ihre durchblutungssteigernde Wirkung. Voraussetzung für eine gute Ausdauerleistung ist eine optimale Versorgung der Muskelzellen mit Sauerstoff und Nährstoffen. Die Omega-3-Fettsäuren verbessern die Fließeigenschaft des Blutes, indem sie die Gefäße weiten, das Blut dünnflüssiger machen und die Elastizität der roten Blutkörperchen erhöhen. Dadurch kommt es zu einer verbesserten Sauerstoffversorgung der Zellen und damit zu einer gesteigerten Ausdauerleistung.

Die Ergebnisse, die ich mit einer kleinen Ernährungsumstellung vor einem Training erreichte, waren fast unglaublich. Bei meinem ersten Test mit dem Rennrad fuhr ich ohne Pause 102 Kilometer (31,15 km/h, Fahrzeit 3 Stunden und 16 Minuten). Das Besondere daran war, dass ich während der ganzen Zeit keinerlei Nahrung zu mir nahm und auch in der Trinkflasche nur Wasser hatte. Obwohl ich über drei Stunden keine Kohlenhydrate zuführte, hatte ich auch nach 100 Kilometern noch immer keinen Leistungseinbruch oder irgendwelche Ermüdungserscheinungen.

Das ganze Geheimnis war, dass ich ca. zwei Stunden vor dem Training eine Scheibe Vollkornbrot gegessen hatte, die ich mit etwa eineinhalb Esslöffel Leinöl übergossen, mit etwas Kokosfett bestrichen und mit Kurkuma und schwarzem Pfeffer bestreut habe. Durch das Öl werden die Kohlenhydrate des Brotes langsamer verdaut, wodurch es zu keiner so hohen Insulinausschüttung kommt. Außerdem ist das Öl eine sehr langanhaltende Energiequelle, die den Körper über lange Zeit gleichbleibend mit Energie versorgt.

Bei langen und harten Trainingseinheiten kann es in den

Muskeln und Gelenken zu Entzündungsprozessen kommen, wodurch die Muskeln schneller ermüden und die Regenerationszeit nach dem Training verlängert wird. Einfache Kohlenhydrate, wie Weißbrot, Zucker aber auch manche Energieriegel, können diese Entzündungsprozesse sogar noch begünstigen. Die Omega-3-Fettsäuren des Leinöls wirken Entzündungen entgegen. Auch Kurkuma hat eine stark entzündungshemmende Wirkung. Dadurch ermüden die Muskeln nicht so schnell und die Regenerationszeit wird deutlich kürzer. Um sicher zu sein, dass das Kurkuma nicht bestrahlt wurde, sollte man nur biologisch angebautes Kurkuma verwenden. Wichtig ist, dass man Kurkuma immer in Verbindung mit schwarzem Pfeffer zu sich nimmt, da Kurkuma allein vom Körper nur sehr schlecht aufgenommen werden kann. Mit schwarzem Pfeffer erhöht sich die Aufnahmefähigkeit für Kurkuma auf das etwa 2000-fache.

Durch die gleichzeitige Aufnahme von MCT-Fetten und Omega-3-Fettsäuren wird zudem der Abbau von Körperfett zur Energiegewinnung gefördert. Die MCT-Fette werden in den Mitochondrien zu Energie verbrannt und die Omega-3-Fette in den Peroxisomen. Wenn diese beiden Kraftwerke der Leber gleichzeitig aktiv sind steigert sich die Fähigkeit, Fettsäuren aus dem eingelagerten Körperfett zur Energiegewinnung zu nutzen. Gespeichertes Körperfett stellt eine fast unerschöpfliche Energiequelle dar. Man muss seinem Körper nur die Möglichkeit geben, diese Energiequelle optimal zu nutzen.

Die Energiebereitstellung aus Fetten funktioniert aber nicht so schnell wie mit einfachen Kohlenhydraten. Ich habe festgestellt, dass mir in der ersten halben Stunde das Training schwerer fällt, wenn ich das Brot mit den Ölen zu kurz vor Trainingsbeginn esse. Manchmal hat man am Anfang sogar ein Gefühl der Lustlosigkeit. Das ändert sich aber nach spätestens 30 bis 40 Minuten. Dann ist die Energieversorgung der Muskeln sehr gut und bleibt auch für etwa zwei bis drei Stunden auf einem gleichmäßig hohem Niveau und das ohne ständig Kohlenhydrate nachschieben zu müssen. Mittlerweile nehme ich bei Trainingsfahrten bis ca. 100 Kilometer nichts mehr zu essen mit und habe in der Trinkflasche nur Wasser. Bei längeren Fahrten habe ich selbstgemachte Energieriegel dabei, die neben Kohlenhydraten auch Omega-3-Fette und MCT-Fette enthalten. (Rezeptvorschläge finden Sie im Rezeptteil).

Zur schnellen Regeneration ist ein Frucht-Smoothie direkt nach dem Training ideal. Dazu mixt man z. B. Beeren, eine reife Banane, ein Stück Wasser- oder Honigmelone, ein Esslöffel Leinöl und etwas Wasser im Mixer. Wenn die Beeren vorher im Kühlschrank waren, schmeckt das sehr erfrischend und versorgt den Körper sofort mit wichtigen Enzymen, Fruchtzucker, Vitaminen und Omega-3-Fettsäuren.

Erfahrungsberichte:

Rita W. (52) aus Vilsbiburg schreibt:

„Hallo Klaus,
nachdem ich bei deinem Vortrag über die zahlreichen Vorteile von gesunden Fetten in der Ernährung gehört habe, war ich erst etwas skeptisch, hab es aber dann doch ausprobiert. Als langjährige Ausdauersportlerin (Laufen, Rennrad) war ich über die positiven Auswirkungen mehr als überrascht. Leinöl und Kokosöl auf eine Vollkornsemmel vor dem Training oder Wettkampf schmeckt nicht nur fantastisch, es hat mich auch zu neuen Bestzeiten gebracht. Man hält wesentlich länger durch und die schnelle Regeneration, selbst nach harten Trainingseinheiten, ist

wirklich toll. Ich kann jedem Sportler nur empfehlen es einmal auszuprobieren. "

Franz C. aus Vilsbiburg schreibt:

Meine Erfahrung mit Leindotteröl

Seit 35 Jahren beschäftige ich mich mit gesundheits- und leistungsfördernder Ernährung.

Dabei habe ich vieles ausprobiert, was für mich überzeugend wirkte. Dazu ein paar Beispiele: Eiweißdiät mit überwiegend tierischen Produkten. Kohlehydratdiät mit viel Körnern, Obst und Gemüse. Saft aus der Roten Beete zur Steigerung der Anteile von roten Blutkörperchen. Und vieles mehr...

In den letzten Jahren bin ich immer mehr auf eine möglichst vielfältige und ausgewogene Ernährung gekommen. Insbesondere habe ich mich immer mehr auf mein „Bauchgefühl" verlassen. Also - was schmeckt mir und wie fühle ich mich nach dem Essen. Zudem ist mir die Auswirkung auf meinen Schlaf, meine Leistungsfähigkeit und mein Figur wichtig.

Beim regelmäßigen Verzehr von Leindotteröl machte ich folgende Beobachtung:

1. *Das Öl belastet meinen Magen nicht und fördert angenehm den Stuhlgang.*

2. *Bei langen Radtouren (3-4 Stunden) brauche ich nichts zu Essen (Banane oder Gels) weil ich keinen Hunger bekomme.*

3. *Mein Köpergewicht ist stabil, obwohl ich viele Kalorien zu mir nehme.*

4. *Mein allgemeines Wohlbefinden hat sich verbessert.*

Rezeptteil:

♦	gute Omega-3-Quelle
♦♦	sehr gute Omega-3-Quelle
✳	gute Enzym-Quelle
✳ ✳	sehr gute Enzym-Quelle
●	gute MCT-Quelle
● ●	sehr gute MCT-Quelle

Obstsalat:
✳ ✳ ♦

Zutaten für 4 Portionen:

3 Äpfel
2 Bananen
2 Pfirsiche oder Nektarinen
2 Kiwis
1 Mangoldblatt
1 Orange
200 g Weintrauben
50 g Walnüsse grob gehackt
1 EL Flüssiger Honig
2 EL Zitronensaft

Bananen, Kiwis, Orange und Mango schälen. Die Äpfel vom Kerngehäuse befreien, die Pfirsiche entsteinen, das Fruchtfleisch der Mango vom Stein losschneiden und die Orange von der weißen Haut befreien.
Alles in Würfel schneiden und mit den Trauben vermischen.
Die Walnüsse darüber streuen, den Honig darüber laufen lassen und alles gut vermischen.
Wenn man den Obstsalat längere Zeit stehen lässt, ist es wichtig, den Zitronensaft darunter zu mischen, damit das Obst nicht braun wird.

Obstsalat mit Beeren:

✳✳ ◆

Zutaten für 4 Portionen;   1 Orange, den Saft davon
                              1 TL Honig
                      300 g Erdbeeren oder andere
                                Beeren
                      2 Banaen
                      3 Kiwis
                      1 Handvoll Walnüsse

Orangensaft und Honig so lange verrühren, bis sich der Honig im Saft aufgelöst hat. Beeren kurz waschen. Bananen und Kiwis in Scheiben schneiden und in eine Schüssel geben. Den honigsüßen Orangensaft darüber geben und verrühren. Die Beeren dazu geben und verrühren. Zum Schluss die Mandeln bzw. Nüsse darüber streuen.

Tomatensalat mit Minze:

◆◆ ✳

Zutaten für 4 Portionen: 500 g Tomaten
                             2   große Zwiebeln
                        2-3   Pfefferminzblätter
                        ½   TL Honig
                        1   Prise Ingwerpulver
                        ½   Tasse Leinöl
                        1   EL Kürbiskernöl
                              Salz und Pfeffer

Zwiebeln fein hobeln, die Pfefferminzblätter, Öl, Essig, Salz, Pfeffer, Honig und Ingwer zu einer Salattunke vermischen. Die Tomaten in Scheiben schneiden, hinzugeben und alles gut vermischen.
(Quelle: Öl-Eiweiß-Kost Dr. Johanna Budwig)

Wildkräutersalat mit Mohnblüten:
✳✳ ◗◗

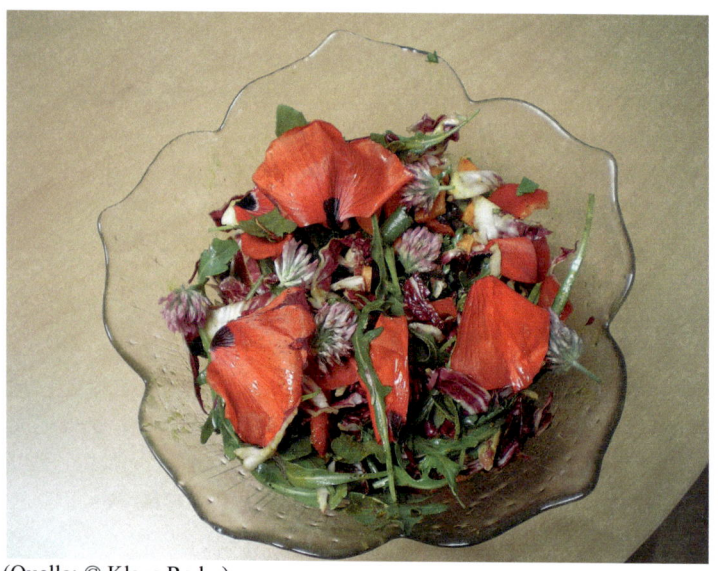

(Quelle: © Klaus Reder)

Zutaten: 1 Karotte
½ Paprika
1 Handvoll Rucola
1 Handvoll kleine Löwenzahnblätter
ca. 10 Rotkleeblüten
Blütenblätter von 1 – 2 Mohnblüten

Karotte und Paprika raspeln und mit Rucola, Löwenzahn und Kleeblüten vermischen. Ein Esslöffel Balsamicoessig und zwei Esslöffel Leinöl dazu geben. Mit Salz, Pfeffer und Kurkuma würzen. Mit den Mohnblüten verzieren.

Vorschlag für bunten Salat:
✱✱

Zutaten für 3-4 Personen: ½ Gurke
1 kleine rote Rübe
2 mittelgroße Karotten
1 weiße Rübe
1 Stange Sellerie oder
½ Fenchelknolle
1 große Hand voll Blattsalate
nach Jahreszeit (Mangold,
Radicchio, Rucula, Bär
lauch, Löwenzahn...)
Kräuter

Gurke, Karotten, Rüben und Sellerie grob raspeln oder
schneiden und mit den Blattsalaten und Kräutern vermischen. Mit Salatsoße übergiesen.

Salatsoße „Mayo-Art":

Zutaten: ½ Becher Sojajoghurt (250g)
2-3 EL Lein- oder Leindotteröl
¼ TL Curcuma
2 EL Balsamico- oder Apfelessig,
alternativ Zitronensaft
Pfeffer und Ursalz nach
Geschmack

Alle Zutaten im Joghurt verschlagen. Zum Salat passende
Kräuter (z.B. Schnittlauch, Wildkräuter) kleinschneiden
und unterrühren.

Pellkartoffeln mit Quark und Leinöl:

Zutaten für 4 Personen: 1 kg Pellkartoffeln
500 g Quark
3 EL Saure Sahne
1 Zwiebel
1 Bund Schnittlauch
4 EL Leinöl
Salz und Pfeffer

Den Quark mit der sauren Sahne verrühren und mit Salz und Pfeffer würzen. Die Zwiebel in kleine Würfel schneiden und mit dem gehackten Schnittlauch in den Quark mischen. Zum Schluss das Leinöl über den Quark geben und gut verrühren.

Kombinationsmöglichkeiten von MCT-Fetten und Omega-3-Fettsäuren

Fast alle Kartoffel- und Gemüsegerichte, die in der Pfanne gebraten werden, eignen sich hervorragend zum kombinieren von MCT-Fetten und Omega-3-Fettsäuren.
Zum Braten verwendet man Kokosfett und über das fertige Essen gibt man pro Person etwa einen Esslöffel Lein- Leindotter- oder Hanföl. **Achtung! Diese drei Öle immer erst über die fertigen Speisen geben – Nie Erhitzen!**

Zucchini-Gemüse-Pfanne mit Quark-Leinöl-Soße und frischen Kräutern:

 ●

Zutaten für 2 Personen:
1 Zucchini
1 Teelöffel Kokosfett
½ Aubergine
½ Paprika grün
½ Paprika rot
½ Paprika gelb
1 kleine Zwiebel
1 Knoblauchzehe
100g Magerquark
2 ½ EL Leinöl
2-3 EL Haselnuss- oder Mandelmilch
Schnittlauch
Thymian
Majoran
Basilikum
Salz
Pfeffer

Zucchini in Scheiben schneiden und im Kokosfett goldbraun braten. Mit Salz und Pfeffer abschmecken. Zwiebel und Knoblauch schälen und fein würfeln. Paprika entkernen und klein schneiden. Die Aubergine in Scheiben schneiden und zusammen mit Paprika, Zwiebel und Knoblauch dünsten. Ebenfalls mit Salz und Pfeffer abschmecken. Das Leinöl mit dem Quark vermischen, bis es sich vollständig vermengt hat. Die Mandel- oder Haselnussmilch und die Kräuter dazu geben und gut verrühren. Aubergine mit Paprika, Zwiebel und Knoblauch in die Mitte des Tellers geben, die Zucchinischeiben außen herum verteilen und zum Schluss die Soße darüber gießen.

Gemüsepfanne mit Tofu und Curry-Kokos-Sauce:
♦♦ ●

Zutaten für 4 Personen:	2 Beutel Naturreis
	5 Karotten
	1 große Zucchini
	1 große Aubergine
	1 große Zwiebel
	1 Pck. Räuchertofu
	n.b. Sojasprossen
	1 Dose Kokosmilch
	2 TL Kokosfett
	4 EL Leindotteröl
	Currypulver, Salz, Pfeffer

Den Reis kochen. Die Zwiebel klein schneiden und im Kokosfett anbraten. Karotten und Zucchini in Streifen schneiden und die Aubergine würfeln. Zu den Zwiebeln geben und mit anbraten, nach belieben Sojasprossen dazu geben.
Wenn die Zwiebel glasig und das Gemüse kross ist, die Kokosmilch zugeben, mit Curry, Salz und Pfeffer würzen und auf kleiner Flamme köcheln lassen. Den Räuchertofu in einer extra Pfanne kross braten.
Den Reis auf einen Teller geben und das Gemüse mit der Curry-Kokos-Sauce darüber geben. Dann die Tofuwürfel über das Essen streuen und mit dem Leindotteröl betreufeln.

Energie-Müsli:

Zutaten: ca. 50g Bio Haferflocken
            ca. 30g Amarant
            ca. 30g Walnüsse
            ca. 30 g Rosinen
            1 TL Kokosfett
            Hafermilch

Haferflocken, Amarant, Walnüsse und Rosinen in einem Schälchen vermischen, Hafermilch dazugeben und das Kokosfett darin verrühren. Das Kokosfett sollte cremig sein, damit es sich gut vermischen lässt.

Energieriegel:

Zutaten: 2   reife Bananen
              1   Apfel
             50g Walnüsse
             30g Kokosnuss geraspelt
            100g Rosinen
             80g Haferflocken
            125g Dinkel Vollkornmehl
             80ml Kokosöl
              1   Tasse Hafermilch

Bananen und Apfel pürieren, Nüsse hacken oder im Mixer zerkleinern. Alle Zutaten zu einem Teig verrühren und auf einem gefetteten Backblech oder Backpapier verstreichen (ca. zwei Zentimeter dick).
30 Minuten bei 180 Grad backen.

Energieriegel mit Karotten:

Zutaten: 2 reife Bananen
2 Karotten
50 g Walnüsse gehackt
70 g Haferflocken
40 g Amarant gepoppt
125 g Vollkornmehl
100 g Datteln ohne Stein
80 ml Kokosöl
1 Tasse Wasser

Die Bananen pürieren. Die Karotten fein raspeln. Die Datteln in kleine Stücke schneiden. Das Kokosöl leicht anwärmen, bis es anfängt flüssig zu werden. Alle Zutaten zu einem Teig verrühren und auf einem gefetteten Backblech oder Backpapier verstreichen (ca. zwei Zentimeter dick). 30 Minuten bei 180 Grad backen.

Leinöl-Brot mit Kokosfett:

Eine Scheibe feingemahlenes Vollkornbrot mit einem Esslöffel Leindotter- oder Leinöl übergießen, mit Kurkuma und Pfeffer bestreuen und mit Kokosfett überstreichen. **Eineinhalb bis zwei Stunden vor Trainingsbeginn gegessen, ist das der ideale Energiespender.**

Leinöl-Brotaufstrich:
◆◆ ●●

Zutaten: 2 EL Leinöl
2 TL Kokosfett
1 Knoblauchzehe
1 Zwiebel
Petersilie
1 zerdrückte Tomate
Haferflocken zart

Zwiebel und Knoblauch in kleine Würfel schneiden, Petersilie hacken. Das Kokosfett leicht anwärmen, bis es cremig oder leicht flüssig wird. Alle Zutaten verrühren und soviel Haferflocken dazu geben, bis ein streichfähiger Aufstrich entsteht.

Zwiebel-Aufstrich:
◆ ●●

Zutaten: 3 große fein gewürfelte Zwiebeln
¼ TL Kurkuma
1 Prise Pfeffer
200 g Kokosfett
3 EL Lein- oder Leindotteröl
Salz nach Geschmack

Zwiebeln in etwas Kokosfett anbraten. Kokosfett schmelzen und mit den Zwiebeln und Gewürzen verrühren. Das Leinöl dazugeben und nochmal gut verrühren. Nach dem Abkühlen in Gläser füllen und im Kühlschrank fest werden lassen (ist bei Zimmertemperatur streichfähig).

Schoko-Nuß-Brotaufstrich:

◆◆ ●●

Zutaten: 150 g Kokosöl
                    100 g Bitterschokolade (85 %)
                    80 g frisch gemahlene Walnüsse
                    1 TL Leindotteröl

Das Kokosöl schmelzen, darin die Bitterschokolade auflösen und die Walnüsse darin verrühren. Das Leindotteröl in die abgekühlte Masse einrühren. Mit Honig oder vegan mit Ahornsirup süßen.

Würziger Bohnenaufstrich:

◆

Zutaten: 2 Dosen Kidney- od. andere Bohnen
                    2 Zwiebeln
                1 – 2 EL Kokosöl
                    2 Zehen Knoblauch
                        Kurkuma, Pfeffer, Paprika edelsüß
                        Chili, Curry
                    1 TL Oregano
                    1 TL Basilikum
                    1 Tube Tomatenmark
                    1 EL Leindotter- od. Leinöl

Zwiebeln und Knoblauch fein hacken und im Kokosöl goldbraun anbraten. Bohnen abtropfen und kurz mit braten. Tomatenmark dazu geben und einige Minuten köcheln lassen. Alles pürieren und die Gewürze dazu geben. Nach dem abkühlen Leindotter- oder Leinöl einrühren. Bis zum Verzehr abgedeckt im Kühlschrank aufbewahren.

Spargel angebraten mit kalter Soße "Holland-Art"
◆ ●

Zutaten für 2 Personen: 1 kg Spargel

Für die Soße:
- ½ Becher Sojajoghurt
- 2 TL Leindotteröl
- 1-2 EL Zitronensaft
- Salz, Pfeffer, Kurkuma
- 1 Prise Muskat
- ¼ TL Kurkuma
- Pfeffer
- etwas Agavendicksaft
- oder 1 Tropfen Stevia
- 1 Bund Schnittlauch oder
- andere gehackte Gartenkräuter

Spargelstangen schälen (grünen Spargel nur wenn nötig) in ca. 5 cm lange Stücke schneiden, in etwas Kokosöl leicht anbraten, dabei Kurkuma und eine Prise Pfeffer mitbraten.
Für die Soße Sojajoghurt mit den Zutaten verschlagen. Die gehackten Gartenkräuter darin verrühren und über den angerichteten Spargel geben.
Dazu passen Pellkartoffeln und ein gemischter Salat, sowie Vollkorn-oder Gemüsespagetti.

Dessert- Creme (auch als Tortellet- oder Kuchenbelag):
● ●

Zutaten:
- 1 Avocado
- 1 TL Zitronensaft
- 1 TL Leindotter-oder Hanföl
- 1-2 reife(!) Bananen
- 2 EL Kokosöl geschmolzen

Die Avocado und die Bananen mit dem Zitronensaft und dem Öl pürieren. Das Kokosöl dazu rühren.

Nach Belieben mit Zimt u./o. Kardamom bzw. Vanille würzen.

Falls die Früchte nicht süß genug sind, mit etwas flüssigem Honig, Agavendicksaft, Reissirup, Stevia oder Xylit abschmecken.

Creme abwechselnd mit Früchten, Fruchtpüree oder Sojajoghurt in Gläser schichten, mit Nüssen oder Blüten garnieren.

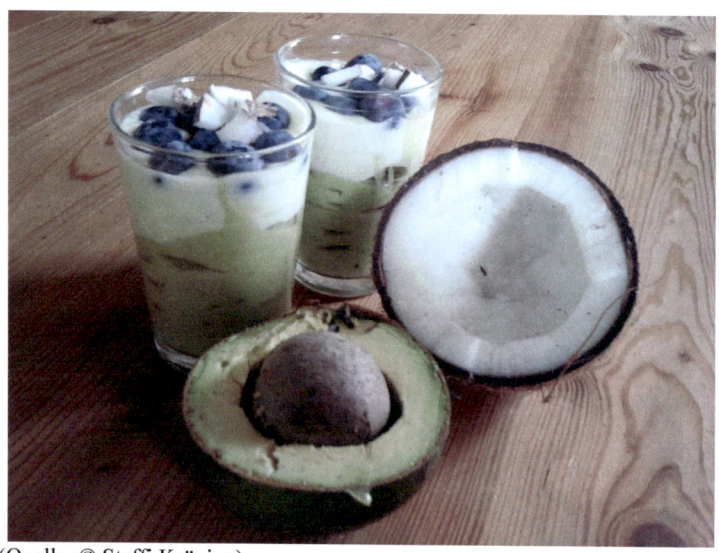

(Quelle: © Steffi Kröning)

Grüne Smoothies

Grüner Smoothie Exotic:
✳✳ ●
       3 reife Bananen
       1 Mango
       2 Handvoll reifen Blattspinat
       1 Teelöffel Kokosöl
       400 ml frisch gepresster
       Orangensaft

Spinat-Smoothie:
✳✳ ◆
       150 g Spinat
       2 reife Bananen
       1 Teelöffel Leinöl
       150 ml frisch gepresster
       Orangensaft

Spinat-Möhrengrün-Smoothie:
✳✳ ◆◆
       150 g Babyspinat
       frisches Möhrengrün von
       3 Möhren
       1 Banane
       1 Mango
       1 Orange
       1 Esslöffel Leinöl

Spinat-Melone-Smoothie:

✸✸
400 ml Wasser
2 Handvoll Spinat
1 Honigmelone
½ Liter Wasser oder
Orangensaft

Mangold-Birnen-Smoothie:

✸✸
2 Birnen
1 reife Banane
ein halber Kopfsalat
eine halbe Zitrone
4 Mangoldblätter
2 Zweige Petersilie
500 ml Wasser

Spinat-Heidelbeer-Smoothie:

✸✸ ●
2 Handvoll Babyspinat
1 Banane
1 Orange
1 Mango
4 Minze-Blätter
150 g Heidelbeeren
6 cm geschälte Aleo Vera
1 Esslöffel Kokosöl
500 ml Wasser oder frischer
Orangensaft

Quellennachweis:

www.zentrumamrita.ch/green-smoothies.html

www.grüne-smoothies.de

www.omega-3-fettsaeuren.eu/wirkung-omega-3-fettsaeuren.html

www.isodisnatura.de/omega-3-gegen-ubergewicht.html

David Servan-Schreiber: „Das Anti Krebs Buch".
© der deutschen Ausgabe: Verlag: Antje Kunstmann GmbH
München 2008

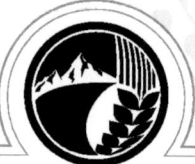

Chiemgaukorn

Drei mal Omega-3 plus Gaumenfreuden

Kaltgepresste Öle von Chiemgaukorn

Leindotteröl - Das milde Öl der Wikinger

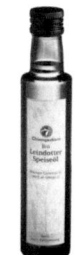

- optimales Verhältnis von Omega-3- zu Omega-6-Fettsäuren
- hoher Vitamin-E-Gehalt
- fein-nussiger Geschmack

Hanföl - kräftig nussiger Geschmack

- besonders ausgeglichenes Verhältnis von Omega-3-, 6- und 9-Fettsäuren
- hoher Chlorophyll-Gehalt
- hervorragender, nussiger Geschmack

Leinöl - der Spitzenreiter beim Omega-3-Gehalt

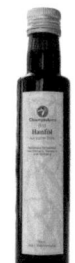

- 50-60 % Omega-3-Fettsäure-Gehalt
- reich an Antioxidantien und Ballastoffen
- fein-herber Geschmack

Alle unsere Öle zeichnet das besondere Herstellungsverfahren aus:

- die Saaten für unsere wertvollen Öle stammen aus eigenem Anbau bei Trostberg im bayerischen Chiemgau.
- laufend frische Produktion in unserer hofeigenen Ölmühle
- 1. Kaltpressung, nativ, unter 40 °C, Rohkost-Qualität schonende Abfüllung ohne Filterung der wertvollen Inhaltsstoffe
- alle Ölsorten sind natürlich reich an Omega-3-Fettsäuren

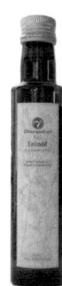

Außerdem bieten wir eine Vielzahl weiterer besonderer Produkte aus den Urgetreidearten Emmer, Einkorn, Urdinkel, Chiemut (Khorasan) und Braunhirse, Linsen, Lupinen, Buchweizen und vielem mehr. Besuchen Sie uns im Hofladen oder unter www.chiemgaukorn.de!

 Chiemgaukorn, Weiding 3, 83308 Trostberg

www.chiemgaukorn.de

Perfektion aus Mutter Natur!

Gerstengras (Gattung der Süßgräser) ist von Natur aus so geschaffen, dass alle fünf lebenswichtigen Nährstoffgruppen in für den Menschen verwertbarer Form vereint sind.

- sämtliche Mineralien, Spurenelemente und Vitamine (außer Vitamin D, das vom Körper selbst gebildet wird)
- alle lebenswichtigen **Enzyme** und Proteine / Aminosäuren
- hoher Gehalt an Chlorophyll

Ein effektives Nahrungsergänzungsmittel mit außergewöhnlichen Eigenschaften.

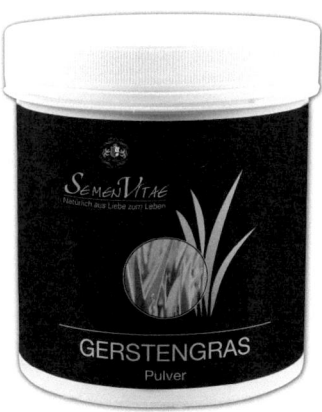

Weitere Informationen und Bestellung unter:
www.klaus-reder-gesundheitsberatung.com

Fasten – durch Verzicht zu mehr Genuss

Vielleicht wissen Sie schon länger, dass Sie eigentlich an Ihrer Ernährung dringend etwas ändern sollten. Vielleicht machen sich bei Ihnen Beschwerden bemerkbar, die Sie auf den ersten Blick gar nicht mit Ihrer Ernährung in Zusammenhang bringen. Oder es ist Ihnen bewusst, Sie haben im oft stressigen Alltag jedoch noch nicht die Kraft und Muße gefunden, eine Änderung zu bewerkstelligen.

Dann ist Fasten eine sehr gute Möglichkeit für einen Einstieg. Spüren Sie bei einer Fasten-Wander-Kur, welche Wohltat das für Körper und Seele sein kann, entlastet und entgiftet zu werden, loslassen und zu sich selbst kommen zu dürfen.

Gerne würde ich Sie bei diesem Erlebnis begleiten.

Ihre Fastenbegleiterin Steffi Kröning
- Krankenschwester
- geprüfte Fastenbegleiterin
- Wellness-Massage-Praktikerin

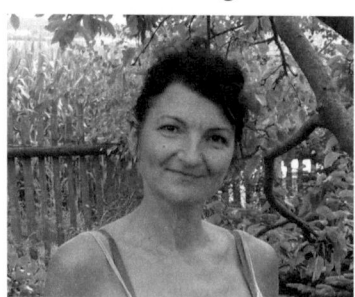

Mail: sk.albatros@posteo.de
www.fastenwanderfreude.jimdo.com

Demenz-Erkrankungen nehmen rapide zu. Man spricht bereits von der neuen Volkskrankheit oder der Geißel des 21. Jahrhunderts. Laut verschiedener Prognosen wird sich die Zahl der dementen Personen in den nächsten 30 Jahren verdoppeln.

Liegt das wirklich an der angeblich höheren Lebenserwartung oder gibt es andere Risikofaktoren?

Ist Demenz das Schicksal des Alters oder doch durch unsere Lebensweise beeinflussbar?

Erfahren Sie die wirklichen Ursachen der Demenz-Erkrankung und wie Sie sich davor schützen können.

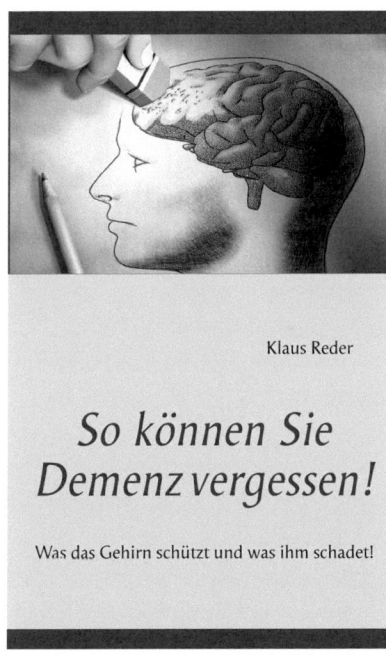

Klaus Reder

So können Sie Demenz vergessen!

Was das Gehirn schützt und was ihm schadet!

ISBN 978-3-84821-394-8
142 Seiten
12,95 Euro
www.klaus-reder-gesundheitsberatung.com

Klaus Reder
Gesundheitsberatung
Tel.: 015256569856
www.klaus-reder-gesundheitsberatung.com